VOLUME 73

DIE CHEMIE DES KREBSES

TAUTOMERISMUS UND METHYLIERUNG

LETZTE AUSGABE AUGUST 2022

Carlos L Partidas

DEDICATION

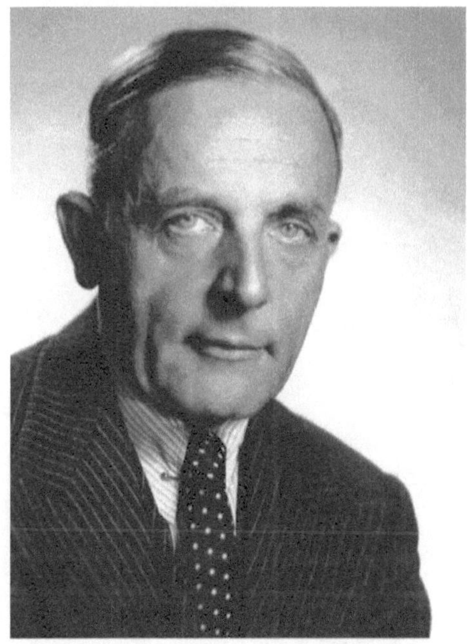

Deutscher Physiologe und Biochemiker Otto Heinrich Warburg, der entdeckte, dass Krebszellen in einer sauren Umgebung ohne Sauerstoff leben

INHALTSVERZEICHNIS

QUITTUNG

LEBEWESEN, DIE IN DIESER PHYSISCHEN STATION DER
ENERGIEEBENEN LEBEN, VORÜBERGEHEND AUF DER ERDE ZU
SEIN

Kapitel 1

SÄURE-BASEN-GLEICHGE-WICHT

Um kalorische Energie zu erzeugen, können die Mitochondrien gesunder Zellen dies mit dem Zucker Glukose und Sauerstoff erreichen. Die Glukose stammt aus Kohlenhydraten über die Nahrung, der Sauerstoff aus der Atmung über den Hämoglobintransport. Nach der Energiegewinnung fällt in den Mitochondrien Kohlendioxid als Abfallprodukt an. Wenn jedoch kein Sauerstoff über die Atmung ankommt, weil das Hämoglobin aufgrund einer durch Harnsäure verursachten Azidose blockiert ist, greifen die Mitochondrien auf den Prozess der Glukosegärung zurück, der auch als Glykolyse bezeichnet wird. Wenn die Energieerzeugung in Form von Wärme über die Glykolyse erfolgt, wird in den Mitochondrien anstelle von Kohlendioxid Laktat gebildet.

In gesunden Zellen nutzen die Mitochondrien diese beiden Wege zur Erzeugung von Wärmeenergie, da der Prozess davon abhängt, wie die Zellatmung jedes Lebewesens angepasst ist: Als wir noch ein Keim waren, gab es beispielsweise keinen Sauerstoff in den Mitochondrien in den Schwänzen der Spermien. Damals war der Zucker für die Energiegewinnung Fruktose. Beim Abbau von Fruktose entsteht nicht Laktat, sondern Glukose und Galaktose. Fruktose ist also der Zucker, der bei allen männlichen Säugetieren in den Keimdrüsen in haploider Form vorhanden ist.

Wenn das Spermium in das andere Haploid, d. h. die Eizelle, eingeführt wird, setzt sich die Replikation bis zur Reifung fort und durchläuft die Stadien eines Embryos und eines Babys im Mutterleib, bis es zur Geburt kommt. Die Zellen des Embryos benötigen Glukose und Sauerstoff, um sich zu vermehren; daher sind diese beiden Stoffe im Blut der Mutter vorhanden, in dem der Embryo heranwächst, und aus dem Blut der Mutter nimmt der Embryo die notwendigen Nährstoffe für das Zellwachstum oder die Replikation auf. Für die Atmung seiner Zellen im Mutterleib verwendet das Baby die von der Mutter bereitgestellte Glukose und den Sauerstoff.

Die Nährstoffversorgung des Embryos hängt also von der Atmung der Mutter und der Art der Nahrung ab, die sie zu sich nimmt. Wenn kein Sauerstoff in die Mitochondrien der Zellen des Fötus gelangt, werden die Mitochondrien auf den Prozess der Gärung zurückgreifen. Dies geschieht jedoch nicht mehr durch Fermentation von Fruktose, sondern durch Glykolyse von Glukose. Auf diesem Weg der Atmung wird also Laktat erzeugt.

Durch den Schlaf gibt es mehr Sauerstoff, und Laktat wird wieder in Pyruvat und Pyruvat wieder in Glukose umgewandelt. Während des Lebens des Embryos und während er im Mutterleib zu einem Baby heranwächst, erfolgt die Atmung seiner Zellen also über den normalen Sauerstoff-Glu-kose-Weg, der von der Atmung und der Nahrung der Mutter abhängt.

Nach der Geburt muss die Nahrung über die Mutter-milch aufgenommen werden. Der in der Muttermilch enthal-tene Zucker ist Laktose. Aus der Laktose kann das Baby die Zucker Glukose und Galaktose gewinnen. Aus Glukose kann das Baby die kalorische Energie in den Mitochondrien seiner Zellen gewinnen, während es aus dem Zucker Galaktose die Grundnährstoffe für die weitere Ausbildung des Nervensys-tems erhält.

Da das Neugeborene anfangs nicht genügend Speichel im Mund produziert, verfügt es im Dünndarm über das Enzym Laktase, um aus der Muttermilch die für die Energie und die Stärkung des Nervensystems notwendigen Verbindungen aus Galaktose zu gewinnen. Das Enzym Laktase beginnt zu verschwinden, wenn das Baby Speichel im Mund produziert, während das Enzym Amylase es dem Baby ermöglicht, Glu-kose aus der Aufspaltung von Kohlenhydraten in der Nah-rung zu gewinnen. Der Sauerstoff wird weiterhin durch die Atmung gewonnen, wobei der Prozess vom Säuregrad des Blutes abhängt.

In den Lungenbläschen ist der Säuregrad geringer, so dass die Kohlensäure in Wasserdampf und Kohlendioxid zer-legt wird. Die Kohlensäure wurde von der Peripherie der Zel-len durch Hämoglobin transportiert. Hämoglobin hat vier Häm-Gruppen, und jede Häm-Gruppe ist an ein Sauerstoff-atom gebunden. Wenn also die Häm-Gruppe nach dem Aus-atmen leer ist, bindet sich das Hämoglobin mit 4 Sauerstoff-molekülen in den Alveolen und transportiert sie an die Zell-peripherie.

Der Grund dafür, dass Hämoglobin Sauerstoff in die Zellen und Kohlensäure in die Lunge transportiert, ist eine Veränderung des Säuregrades. Im Inneren der Zellen ist der Säuregrad neutral, d. h. der pH-Wert liegt bei 7,00; in der Lunge hingegen liegt der Säuregrad bei 7,40. Dieser Säurebereich muss eng sein, damit es dasselbe Hämoglobinmolekül ist, das den Sauerstoff aus der Lunge in die Peripherie der Zelle transportiert und die Kohlensäure aus der Peripherie der Zelle in die Lunge bringt.

In der Peripherie der Zellen ist der Säuregehalt höher; daher tauscht das Hämoglobin mit dem Myoglobin den aus der Lunge zugeführten Sauerstoff gegen die von den Mitochondrien im Inneren der Zellen produzierte Kohlensäure aus. Myoglobin hat nur eine Häm-Gruppe, weshalb Myoglobin kleiner ist als Hämoglobin. Myoglobin ist im Verhältnis zur Hämoglobinmenge im Blut häufiger vorhanden. Da es kleiner als Hämoglobin ist, kann Myoglobin in die Zellen eindringen und Sauerstoff zu den Mitochondrien transportieren. Myoglobin ist rot gefärbt, und da es häufiger vorkommt, ist Myoglobin die Sauerstoffreserve für die Zellen. Myoglobin ist der Stoff, der dem Blut seine rote Farbe verleiht.

In der Zellperipherie bindet das Hämoglobin bevorzugt Kohlensäure mit Sauerstoff, da in der Zellperipherie der Säurewert höher ist als in der Lunge.

Das reduktive System in Zellen mit normalem Säuregehalt verhindert, dass der Säuregehalt in der Zelle ansteigt.

Wenn das Blut sauer wird, kann das Hämoglobin nicht aus der Kohlensäure freigesetzt werden; daher findet kein Sauerstofftransport zu den Mitochondrien der Zellen statt. Wenn kein Sauerstoff in den Mitochondrien vorhanden ist, produzieren die Mitochondrien Energie auf dem zweiten Weg, d. h. durch die Fermentation von Glukose. Wenn der

Säuregehalt in den Zellen jedoch hoch ist, wird anstelle von Pyruvat Laktat produziert. Wenn der Säuregehalt in der Zelle hoch bleibt, wird Laktat in Milchsäure umgewandelt.

Das Enzym Kohlensäureanhydrase ist für die Umwandlung von Kohlendioxid in Kohlensäure verantwortlich. Bei dieser Reaktion entsteht im Zytoplasma ein hoher Säuregehalt, da ein Proton in das reduktive System innerhalb der Zelle freigesetzt wird. Das reduktive System innerhalb der Zelle sorgt dafür, dass der Säuregrad nicht ansteigt, denn ohne das reduktive System würde Laktat in Milchsäure umgewandelt werden. Die Milchsäure in der Zelle würde das zelluläre Reduktionssystem schädigen. Unter anderem wird das Enzym Kohlensäureanhydrase nicht mehr funktionieren, so dass Myoglobin nicht in der Lage ist, Sauerstoff in die Zellen zu bringen, aber auch nicht in der Lage ist, die Abfälle als Kohlensäure aus der Zelle zu transportieren, wenn das Reduktionssystem in den Zellen beschädigt ist.

Wenn der Säuregrad in der Zelle höher ist, wird der Zellkern in Mitleidenschaft gezogen, da die Wasserstoffbrückenbindungen zwischen den Basen, die die DNA bilden, verändert werden. Infolgedessen fügen die Chromosomen aufgrund von zwei miteinander verbundenen Effekten - Tautomerismus und Methylierung - Basenpaare falsch ein.

Innerhalb und außerhalb der Zelle muss ein Gleichgewicht herrschen. Außerhalb der Zelle wird beispielsweise ein reduzierendes Enzymsystem benötigt, damit NAD das Hämoglobineisen III zu Eisen II reduzieren kann, aber es ist NAD selbst, das das Hämoglobineisen II zu Eisen III oxidiert. So kann das Myoglobin die Kohlensäure als Eisen III aus den Zellen herausnehmen. Damit das Hämoglobin Sauerstoff an die Peripherie der Zelle transportieren kann, muss das Eisen im Hämoglobin in Form von Eisen II vorliegen. Damit Myoglobin Sauerstoff in das Zellinnere transportieren kann, muss die Oxidationsstufe des Eisens im Myoglobin Eisen II sein.

Auf der Außenseite der Zelle ist der Säuregehalt hoch, so dass der Prozess umgekehrt abläuft: Das Myoglobin setzt die Kohlensäure frei und nimmt den vom Hämoglobin freigesetzten Sauerstoff auf, wenn sich das Hämoglobin mit der Kohlensäure verbindet. Der Blutstrom zieht das Hämoglobin zurück in die Lunge, um die Kohlensäure aus dem Körper zu transportieren.

Dies ist der Prozess der normalen Atmung, die innerhalb und außerhalb der Zellen stattfindet. Dieses System des Austauschs von Kohlendioxid gegen Sauerstoff entspricht aber nicht einer chemischen Reaktion, sondern einem Austausch von Sauerstoff gegen Kohlensäure. Dr. Max Ferdinand Perutz nannte es deshalb den kooperativen Effekt.

Dr. Perutz verdanken wir die Beschreibung des Atmungsprozesses in Zellen. Obwohl Dr. Perutz die Beschreibung der Zellatmung auf die Messung des Sauerstoffpartialdruckwertes von 100 mm Quecksilber in der Lunge und 40 mm Quecksilber im Muskel stützte, waren dies die Variablen, die Dr. Ferdinand Perutz messen konnte. Wir folgern aber, dass die Veränderung dieser Werte eher auf eine Veränderung des Säuregehalts als auf eine Veränderung des Sauerstoffpartialdrucks zurückzuführen ist.

Der höhere Säurewert außerhalb der Zelle wird als Bohr-Effekt bezeichnet. Die Beschreibung des Prozesses geht auf den dänischen Physiker Niels Henrik David Bohr zurück.

Die anschließende experimentelle Analyse von Dr. Ferdinand Perutz basiert auf der Beobachtung des deutschen Wissenschaftlers Otto Heinrich Warburg, dass sich Krebszellen in einem sauren Medium und einer sauerstofffreien Umgebung vermehren.

Eine Übersäuerung außerhalb des Normalbereichs wird durch eine erhöhte Konzentration von Harnsäure im Blut verursacht. Die erhöhte Harnsäurekonzentration im Blut ist auf den Verzehr von Zellen tierischen Ursprungs zurückzuführen. Alle Organismen, zumindest die Säugetiere, sind stoffgleich, so dass unsere Zellen chemisch die gleichen sind wie die anderer Tiere. Das einzige, was uns physisch anders aussehen lässt, ist die Reihenfolge, in der diese Basen in die DNA, d. h. den genetischen Code, eingefügt sind.

Nach der Geburt kann dieser enge Säurebereich für den Atmungsprozess innerhalb und außerhalb der Zellen durch die Nahrung verändert werden, vor allem aufgrund mangelnder Kenntnisse über den Atmungsprozess des Austauschs von Sauerstoff gegen Kohlensäure. Je nach Art der aufgenommenen Nahrung kann es zu einer Veränderung der Basenverknüpfung in der DNA kommen.

Die Veränderung der Basenverknüpfung in der DNA wird als Mutation bezeichnet, die zu Krebs führen kann. Es handelt sich um eine Mutation, weil die Veränderung der DNA durch Tautomerie und Methylierung der elektronischen Materie erfolgt.

Die korrekte oder inkorrekte Kopplung dieser Basen in der DNA, Adenin-Thymin, Thymin- Cytosin und Guanin-Keton- Cytosin, hängt von der Chemie im Zellkern und in den Chromosomen der Zellen ab. Die Chemie innerhalb und außerhalb unserer Zellen hängt also letztlich von uns selbst ab, denn wir sind diejenigen, die entscheiden, wie wir uns ernähren. Und die Art und Weise, wie wir uns als Erwachsene ernähren, ist ein freiwilliger Akt.

Wir werden den Bereich oder den Wert der Natriumurat- und Harnsäurekonzentrationen mathematisch betrachten, um zu zeigen, warum und wie Natriumurat in Harnsäure umgewandelt wird, die eine Folge der in den Zellen auftretenden Mutationen ist. Oder wir können diese Beziehung nutzen, um die Anteile von Harnsäure und Natriumurat im normalen Blut eines Gesunden und eines Krebskranken mit Hilfe der folgenden Formel zu überprüfen:

$$[\text{Natriumurat}] = 10^{(\text{pH-pka})} [\text{Harnsäure}]$$

Der pka-Wert der Harnsäure beträgt 5,8; setzt man also die Werte für den pH-Wert einer Person ein, deren Blut einen normalen Säurewert oder einen pH-Wert von 7,40 hat, ergibt sich Folgendes:

$$[\text{Natriumurat}]=10^{7,4-5,8} [\text{Harnsäure}].$$

$$[\text{Natriumurat}]=10^{1,6} [\text{Harnsäure}]$$

$$[\text{Natriumurat}]=40 [\text{Harnsäure}]$$

Mit anderen Worten: Im Blut einer Person, deren Blutsäurewert normal ist, sollte die Natriumuratkonzentration etwa 40 Mal höher sein als die Harnsäurekonzentration.

Im Blut einer Person, die an Krebs im Endstadium erkrankt ist, liegt der pH-Wert des Blutes hingegen bei 5,5, so dass sich folgende Beziehung ergibt

$$[\text{Natriumurat}]=10^{5,5-5,8} [\text{Harnsäure}]$$

$$[\text{Natriumurat}]=10^{-0,3} [\text{Harnsäure}]$$

$$[\text{Natriumurat}]=0,5 [\text{Harnsäure}]$$

Das heißt, wenn das Blut einer Person mit Krebs im Endstadium zu sauer ist, verdoppelt sich die Harnsäurekonzentration in diesem Fall, d. h. die Harnsäurekonzentration ist
doppelt so hoch wie die Natriumuratkonzentration:

$$[\text{Harnsäure}] = 2\,[\text{Natriumurat}]$$

Mit anderen Worten: Im Blut einer Person mit Krebs im
Endstadium steht das Antioxidans Natriumurat oder vielleicht ein anderes Antioxidans nicht mehr zur Verfügung, um
das Eisen im Hämoglobin von Eisen III zu Eisen II zu reduzieren; daher findet kein Sauerstofftransport statt, da das Hämoglobin durch Kohlensäure neutralisiert wird.

Höchstwahrscheinlich wird dieser hohe Säuregehalt auch
das Antioxidans NAD^+ und NADH beeinträchtigen. Denn
wenn der Säurewert bei einer Person mit Krebs im Endstadium 4,5 beträgt, wird das Verhältnis [Natriumurat]/[Harn-
säure] höher sein. Und in diesem Krebsfall wäre die Harnsäurekonzentration mehr als doppelt so hoch wie die Natriumuratkonzentration.

Wenn also der Säuregehalt hoch ist, bekommen alle gesunden Zellen keinen Sauerstoff mehr, weil das Hämoglobin
durch die Harnsäure blockiert wird. Die gesamten Zellen des
Krebspatienten werden also durch den Mangel an Sauerstoff
gelähmt.

Bei der Person mit einem saureren Blutmilieu kommt es zu
einem Höhepunkt oder Paroxysmus, bei dem der Rest der gesunden Zellen zusammenbricht, weil die gesunden Zellen
keinen Sauerstoff aufnehmen können, um zu überleben. Die
Krebszellen hingegen veränderten die Existenzform des gesunden Menschen, gezwungen durch die magnetische Masse
des Geistes, der nur vorübergehend in einem Körper aus
elektronischer Materie wohnt, der nicht dafür ausgelegt war,

das Fleisch eines anderen Tieres als Nahrung aufzunehmen. Der normale Prozess kann ohne Wissen verändert werden, denn die Materie der Zellen, die den elektronischen Körper bilden, ist nur elektronische Energie, die in Form von elektronischer Materie kondensiert ist. Mit anderen Worten: Die elektronische Materie des Körpers ist veränderbar. Daher ist dies die einzige Art von elektronischer Materie, die sich an die im Lebewesen hervorgerufenen Veränderungen anpassen kann.

Die Bedingungen sind erreicht, so dass beide Arten von Krebszellen und mutierten Zellen nicht mehr im selben Körper koexistieren können. Und diese Bedingungen mit höherem Säuregehalt sind nur für das Überleben der mutierten Zellen günstig, weil diese mutierten Zellen ohne Sauerstoff überleben können, wie der deutsche Physiologe Otto Heinrich Warburg analysierte.

Wenn es keinen Sauerstoff gibt, ist diese Situation für die noch gesunden Zellen ungünstig. Dies geschieht so lange, bis die Anomalie der Übersäuerung, die durch das Ungleichgewicht oder als Folge des niedrigen pH-Werts, d. h. der Übersäuerung des Körpers, verursacht wird, rechtzeitig rückgängig gemacht wird. Solange wir keinen Weg finden, die Azidose zu senken, haben wir keine andere Möglichkeit, die Krebserkrankung umzukehren.

Es ist eine erfolgreiche Strategie, die Ernährungsweise einiger Krebspatienten zu ändern, denn sie haben ihren Lebensstil im Laufe der Zeit von Fleischfressern auf Vegetarier umgestellt, und sie sind von der Krankheit befreit worden, sogar bei Menschen mit Krebs im Endstadium. Denn vielleicht ist es ihnen mit dieser Umstellung der Ernährungsstrategie, wenn sie rechtzeitig erfolgt, gelungen, das sauer gewordene Blut wieder auf seinen normalen Säurewert zu bringen. Vielleicht, weil sie rechtzeitig verstanden haben, dass die Ursache für den Schaden der Verzehr von Fleisch ist, das die Zellen enthält, die die Übersäuerung und dann die Tautomerie verursachen. Gleichzeitig führen die im Fleisch enthaltenen Proteine zu einer Methylierung der Zytokinbasen und des Uracil, wenn sich die Uracilbase von ketonisch zu enolisch verändert hat.

Die einzige Möglichkeit, den gesund gebliebenen Zellen eine neue Chance zu geben, besteht darin, dass die Zellen selbst die Kontrolle über ihr chemisches Gleichgewicht bzw. den idealen Funktionszustand wiedererlangen, und zwar durch ihre eigene Autonomie oder vielleicht dadurch, dass sie versuchen, nicht alle Zellen zu zwingen, in einem Prozess der Metastasierung betroffen zu sein.

Wir kommen zu dem Schluss, dass die Entstehung von Krebs auf ein Ungleichgewicht zwischen Säuren und Basen im Blut zurückzuführen ist, das chemisch, aber nicht durch einen Impfstoff behoben werden kann. Denn bei Krebs handelt es sich nicht um ein immunologisches, sondern um ein chemisches Problem. Und die pathologischen Unterschiede bei dieser Anomalie sind auf die Art des betroffenen Epithelgewebes zurückzuführen, denn 80 % der Krebsfälle haben ihren Ursprung im Epithelgewebe, hauptsächlich in den apikalen Zellen. Die apikalen Zellen haben keine eigene Blutversorgung, und die Ernährung dieser apikalen Zellen hängt von den Zellen ab, die das darunter liegende Epithelgewebe bilden.

Beispiele hierfür sind die apikalen Zellen der Milchgänge in der Brust, die apikalen Zellen in den Samenblasen, die mit der Prostata verbunden sind, die apikalen Zellen der Haut, die der äußeren Umgebung ausgesetzt sind, und die Gliazellen des Gehirns, die die Neuronen mit Nährstoffen versorgen. Neuronen sind für die elektronische Leitung zuständig und haben daher keine Blutversorgungswege.

Die Beeinträchtigung der Gliazellen im Gehirn aufgrund mangelnder Sauerstoffzufuhr kann zur Alzheimer- oder Parkinson-Krankheit führen. Ein weiterer Faktor, der zur mangelnden Sauerstoffversorgung der Gliazellen im Gehirn beiträgt, ist die Blutviskosität. Wenn das Blut zähflüssiger wird, nimmt die Fließfähigkeit ab; und was die Viskosität des Blutes erhöhen kann, ist der Verzehr von Milchprodukten.

Darüber hinaus gibt es ein Problem, das als anorektischer Krebs bekannt ist und sich bei Krebs im Endstadium manifestiert. In diesem fortgeschrittenen Krebsstadium kommt es zu einer verstärkten Appetitlosigkeit, und die durch den Sauerstoffmangel bedingte Lustlosigkeit führt dazu, dass dem Betroffenen die Energie ausgeht. Der Krebskranke wird also häufiger in den Schlaf fallen, und dann wird dieser Sauerstoffmangel zur Hauptursache für die Trennung der Masse des Geistes von der elektronischen Materie des Körpers. Vielleicht ist die Trennung nicht auf den Krebs selbst zurückzuführen, aber das Desinteresse an der Nahrung und die Hoffnungslosigkeit des Gesundheitszustandes werden dieses Unwohlsein, die Apathie oder die Lustlosigkeit hervorrufen, die das Aussehen des Krebskranken verschlechtern.

Das zweitwichtigste Antioxidans im Blut nach Natriumurat ist Vitamin C; und da es wasserlöslich ist, verlieren wir Vitamin C durch Urin und Schweiß. Daher müssen wir Vitamin C über den Verzehr von Obst aufnehmen. Dagegen brauchen wir die Zellen eines anderen Tieres nicht zu verzehren, um Natriumurat aus ihnen zu gewinnen, denn wir erhalten dieses Antioxidans im Überfluss aus unseren eigenen Zellen, die nicht mehr funktionieren. Aus den Purin-Adenin- und Guanin-Basen unserer DNA und den verschiedenen ausgestorbenen RNAs erhalten wir unser Antioxidans Natriumurat.

Durch eine scheinbar unbedeutende Änderung des Säuregehalts zwischen der Nierenflüssigkeit und dem Blut wird ein angemessenes Gleichgewicht zwischen Natriumurat und Harnsäure aufrechterhalten, die sich innerhalb eines Konzentrationsbereichs bewegen müssen, der durch eine Konstante bestimmt wird, die als Dissoziations- oder Gleichgewichtskonstante bezeichnet wird, d. h.:

$$K_{eq}= [Natriumurat] \times [Protonen]/[Harnsäure]$$

Die Konzentration von Natriumurat ist:

$$[Natriumurat]= K_{eq} [Harnsäure]/[Protonen]$$

Die Menge zwischen den Klammern wird als Konzentration gelesen.

Das bedeutet, dass die Dissoziationskonstante der Harnsäure Keq im Blut sehr groß sein muss, oder dass die Harnsäure fast vollständig in Form von Natriumurat dissoziiert werden muss, damit die Konzentration der Protonen konstant bleibt. Das heißt, damit die Konzentration dieser Stoffe innerhalb eines engen pH-Wert-Bereichs bleibt, denn dieser Bereich sollte weder über 7,45 noch unter 7,35 liegen, d. h. in Wirklichkeit muss dieser pH-Wert um 7,40 oszillieren. Sinkt dieser Säurewert unter 7,35, kommt es zu Problemen der Azidose. Liegt der pH-Wert hingegen über 7,45, entsteht ein anderes Problem, die Alkalose.

Aber beide Probleme, Azidose oder Alkalose, werden nur durch den Wert dieser Gleichgewichtskonstante bestimmt, die mit der Konzentration der Protonen im Blut zusammenhängt. Denn wenn sich der Wert der Protonenkonzentration in Richtung höherer Werte bewegt, ändert sich auch der Gleichgewichtswert, um das Verhältnis innerhalb eines neuen Wertes zu halten, d. h. des Bereichs der Natriumurat-

und Harnsäurekonzentrationen. In diesem Fall wird die Harnsäurekonzentration größer, um den Wert des Verhältnisses konstant zu halten.

Das Krebsproblem lässt sich natürlich auf chemischem Wege rückgängig machen, sobald wir die Konzentration von Protonen und Harnsäure im Blut senken können. Wenn wir es irgendwie schaffen würden, dieses Gleichgewicht innerhalb des Wertes zu halten, bei dem die Zellen normal funktionieren, würde natürlich kein Krebs entstehen, weil es dafür keinen organischen Grund gibt.

Kapitel 2

TAUTOMERISMUS

Der Tautomerisierungseffekt bezieht sich auf die Änderung der elektronischen Konfiguration eines Ketons, das sich in einen Alkohol verwandelt. Wie in Abbildung 6 zu sehen ist, wird die Ketonbase Guanin in ein alkoholisches Guanin umgewandelt. Wenn ein Keton tautomer wird, ändern sich die Kopplungen zwischen den Basen, wodurch sich die elektronische Struktur der DNA ändert. In der DNA sind die Ketonbasen Guanin und Uracil am anfälligsten für Tautomerie.

Die Guaninbase kann von ihrer normalen ketonischen Form in ihr Tautomer oder ihre alkoholische Form übergehen. Die Uracil-Base hingegen kann nach dem Verlust ihres Beta-Wasserstoffs von ihrer ketonischen Form in ihre alkoholische Konfiguration übergehen. Wenn sie ihren Beta-Wasserstoff verliert, verliert die Uracil-Base den Alpha-Wasserstoff, der sich an Stickstoff Nummer 3 befindet; und wenn sie diesen Alpha-Wasserstoff verliert, wird eine enolische Uracil-Base einem Methylierungsprozess unterzogen. Um herauszufinden, welches der Uracil-Stickstoff 3 ist, sehen Sie sich Abbildung 5 an.

In diesem Fall der Tautomerie kann die enolische Guaninbase die Form ihrer Kopplung unter dem Einfluss der Azidose neu einstellen, was ein elektronischer Prozess ist. Bei der Methylierung hingegen werden sowohl die Uracil-Base aus ihrer enolischen Form als auch die Cytosin-Base in die Thymin-Base umgewandelt, und so verschwinden die Cytosin- und Uracil-Basen aus dem Zellkern.

Um DNA zu bilden, werden die Chromosomen weiterhin die Adeninbase mit der Thyminbase paaren; sobald jedoch die Cytosin- und Uracilbasen aus dem Zellkern verschwinden, müssen die Chromosomen die enolische Guaninbase mit der Thyminbase paaren. Diese DNS wird in ihrer elektronischen Konfiguration falsch sein; oder sagen wir, diese DNS entspricht nicht der ursprünglichen DNS, die die Zellen eines Menschen konfiguriert hat, bevor ihre Basen den Prozess der Tautomerie und Methylierung als Folge der Erhöhung des Säuregrads im Zellkern durchliefen.

Die Tautomerie entsteht durch den Verzehr von Zellen tierischen Ursprungs, da die Adenin- und Guaninpurinbasen in der DNA der aufgenommenen Zellen in Natriumurat umgewandelt werden. Bei einer Übersäuerung des Blutes wird das Natriumurat jedoch in enolische Harnsäure umgewandelt. Bei normalem Säuregehalt ist die Form der Harnsäure ketonisch. Enolische Harnsäure ist eine stärkere Säure als ketonische Harnsäure. Die ketonische Harnsäure greift beispielsweise das Kalzium in den Knochen nicht an; die enolische Harnsäure hingegen entzieht dem Knorpel, der einen

Teil der Gelenke bildet, Kalzium, was zu deformierter Arthritis und Osteoporose führt.

Um das Gleichgewicht zwischen der Natriumurat- und der Harnsäurekonzentration im Blut aufrechtzuerhalten, muss, wie bereits erwähnt, überschüssiges Natriumurat oder Urat aus verbrauchten Zellen gemäß der folgenden Gleichung in enolische Harnsäure umgewandelt werden:

$$[\text{Harnsäure}] \leftrightarrow [\text{Natriumurat}] + [\text{Protonen}]$$

Diese Gleichung zeigt, dass bei einer hohen Natriumuratkonzentration im Blut die Harnsäurekonzentration ansteigen muss, um das chemische Gleichgewicht zwischen den Mengen an Natriumurat und H^+-Protonen aufrechtzuerhalten. Die hohe Konzentration von H^+-Protonen auf der rechten Seite erreicht hingegen einen Punkt, an dem sie nicht mehr durch das Puffersystem des Blutes reguliert werden kann. Das heißt, durch das Puffersystem Natriumcarbonat $\leftrightarrow$ Kohlensäure, dessen Pufferkapazität den Säuregehalt des Blutes so steuert, dass er nicht über seinen normalen Bereich hinausgeht, der zwischen einem pH-Wert von 7,35 und 7,45 liegt. Damit der Säuregehalt innerhalb seines normalen Funktionsbereichs oder Wertes bleibt, muss der pH-Wert bei 7,40 liegen. Erhöht sich also der Säurewert, verschiebt sich das Gleichgewicht in Richtung eines höheren Bereichs der H+-Protonenkonzentration, d. h. der enolischen Harnsäure.

Dieses Regulierungssystem wird als Puffer bezeichnet, und in diesem Fall stammt das Natriumcarbonat aus dem mit der Mahlzeit aufgenommenen Natriumchlorid, das durch das Enzym Sekretin in Magensäure umgewandelt wurde. Die Aufgabe der Magensäure besteht darin, das Enzym Pepsin zu aktivieren, damit es die mit der Mahlzeit aufgenommenen Proteine abbaut. Proteine müssen während der Verdauung im Magen aufgespalten werden, damit die Aminosäuren, aus denen das Protein besteht, in freier Form in die Zellen gelangen. In den Zellen binden sich die Aminosäuren an die Transfer-RNA, so dass die Ribosomen sie nacheinander einfügen, und zwar entsprechend dem Triplett, das die Boten-RNA aus dem Zellkern bringt, damit die Ribosomen die verschiedenen Proteine aufbauen können.

Das Enzym Pepsin wird in Form von Pepsinogen inaktiviert, damit Pepsin die Proteine im Magen nicht angreift. Wenn Pepsin nicht inaktiviert wird, kann es im Zwölffingerdarm zu Magengeschwüren kommen, da der Zwölffingerdarm stark sauer ist, denn im Zwölffingerdarm wird der bei der Verdauung entstehende Speisebrei neutralisiert. Der Speisebrei wird durch die Gallenflüssigkeit neutralisiert.

Der Säuregrad im Dünndarm ab der Pylorusklappe im Zwölffingerdarm muss alkalisch sein, damit sich mit der Salzsäure im Magen keine Kohlendioxidgasblasen bilden. Dies kann zu anderen Folgen führen, wie z. B. Reflux, der durch das entstehende Kohlendioxidgas zu Aufstoßen führen kann, und die Verschleppung von Gallenflüssigkeit in die Speiseröhre oder Gastritis.

Der andere Zweck der Neutralisierung des Speisebreis durch Gallensalze im Zwölffingerdarm besteht darin, dass die Enzyme Trypsin und Chymotrypsin den Abbau der Peptide oder Proteinreste fortsetzen, die bei der Magenverdauung nicht abgebaut werden konnten; diese werden bis zu einem geringeren Säuregrad abgebaut. Bei diesen Peptiden, die im Magen nicht abgebaut wurden, handelt es sich im Allgemeinen um aromatische Aminosäuren, die bei hohem Säuregehalt schwerer abbaubar sind.

Durch den Verzehr von tierischen Zellen wird der Säurewert des Blutes aus seinem Funktionsbereich herausbewegt, und damit sinkt der pH-Wert des Blutes, d. h. der Säuregehalt des Blutes steigt.

Aber ganz gleich, welche Art von Tierfleisch verzehrt wird, ob Kuh, Schaf, Huhn oder Fisch, sie alle sind Lebewesen, die aus Zellen bestehen, und abgesehen von dem, was wir gesagt haben, sind wir alle aus magnetischer Materie in Form von Geistern gebildet, d.h. aus der Energie, die der sich verändernden elektronischen Materie des Körpers eines jeden Lebewesens Vitalität verleiht. Beide Energien werden durch die Bewegung des Universums erzeugt; daher sind alle Lebewesen sowohl genetisch als auch energetisch Geschwister.

Wenn sich Harnsäure im Blut ansammelt, beginnt sie, Kalzium aus den Knochen freizusetzen, und es bildet sich Kalziumurat; sobald das Kalziumurat jedoch durch das saure Milieu der Nieren in die Harnblase gelangt, kristallisiert das Kalziumurat aus und es bilden sich Gallen- und Nierensteine.

Das mit dem Stück Fleisch verzehrte Eiweiß bringt einen Überschuss an der Aminosäure Methionin mit sich, die unter Verlust ihrer Methylgruppe in Homocystein umgewandelt wird und zur Methylierung des enolischen Uracil und des Zytokins führt. Bei einer Azidose geht das Uracil von seiner Ketonform in seine enolische Form über; und von der enolischen Form aus durchläuft das Uracil, wie die Cytosinbase, einen Methylierungsprozess. Das Ergebnis dieses Methylierungsprozesses ist, dass sowohl die Cytosin- als auch die Uracilbase zur Thyminbase werden.

Die Tautomerie führt dazu, dass sich die Form der Basenkopplungen in der DNA und der RNA verändert. Diese Tatsache ist nachweisbar, da sich Harnsäurekristalle in der enolischen Form in den Gelenken von Arthritikern bilden. Genauer gesagt handelt es sich bei dieser Harnsäure in den Gelenken von Arthritikern um diejenige, die in den Nieren vorkommt, und zwar in Form von 3-Methylursäure, d. h. die Harnsäure bei Arthritikern liegt in der enolischen Form vor.

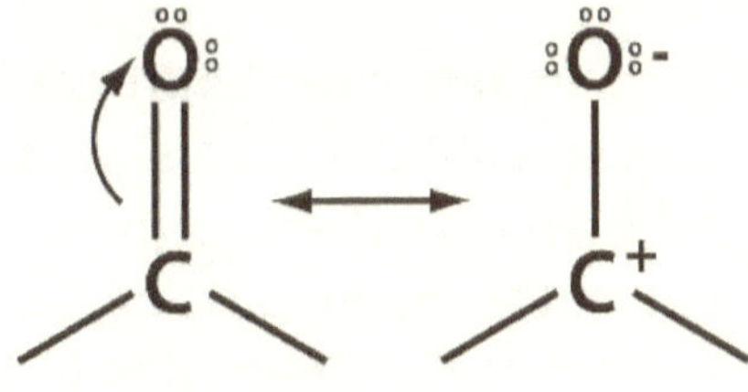

ABBILDUNG 1

HOHE SÄURE WANDELT DIE CARBONYLGRUPPE EINES KETONS =C=O AUF DER LINKEN SEITE IN EINEN ALKOHOL ≡C-OH AUF DER RECHTEN SEITE

Der Prozess der Tautomerie ist ein chemischer Prozess, daher gibt es keine andere Möglichkeit, ihn zu erklären. Versuchen Sie also, in diesem Kapitel etwas Mühe zu investieren, um ihn zu verstehen. Wie bereits erwähnt, tritt das Phänomen der Tautomerie auf, wenn ein Keton zu einem Alkohol wird, weil Alkohole in saurem Milieu stabiler sind als Ketone.

Obwohl die Doppelbindung des Ketons (=C=O) auf der linken Seite von Abbildung 1 stabil ist (~178 kcal/mol), ist sie nur geringfügig stärker als die Einfachbindung (≡C-OH) des Alkohols auf der rechten Seite (~2 x 85,5 kcal/mol). Damit dies geschehen kann, sind bestimmte Bedingungen erforderlich: So muss neben der Carbonylgruppe (=C=O) ein Wasserstoff H vorhanden sein, damit er sich ablösen und die positive Ladung, die am Kohlenstoffatom (≡C⁺) entsteht, ausgleichen kann. Dieser Wasserstoff wird als Alpha-Wasserstoff bezeichnet, weil er der Carbonylgruppe am nächsten ist. Es ist der Alpha-Wasserstoff, der austreten kann, damit das Keton in einen Alkohol umgewandelt werden kann, d. h. damit das Keton einen Tautomerieprozess durchlaufen kann. Der nächste Wasserstoff, der austreten kann, ist der Beta-Wasserstoff, also der Wasserstoff am Kohlenstoff 6 des Uracil in Abbildung 5, und so weiter, wobei diese Möglichkeit in der Reihenfolge Alpha-Wasserstoff vor Beta-Wasserstoff zunimmt.

In den Molekülen, in denen der Säuregrad diese Bedingungen zulässt, können sowohl die Keton- als auch die Enolform nebeneinander existieren und ein dynamisches chemisches Gleichgewicht bilden. Das heißt, dass eine dieser Formen nur durch eine Änderung des Säuregrades in die andere übergeht.

Man kann sagen, dass der Energiebeitrag der rechten Form in Abbildung 1 in manchen Fällen bis zu 50 % der linken Form betragen kann, was bedeutet, dass sowohl die elektronische Form des Ketons als auch die enolische Form unabhängig voneinander existieren und zwei verschiedene Verbindungen bilden können, d. h. ein Keton im Gleichgewicht mit seinem Alkohol.

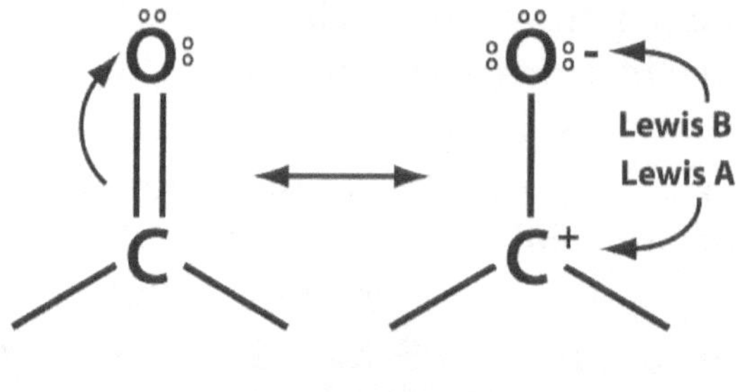

ABBILDUNG 2

VERHALTEN DER CARBONYLGRUPPE ALS LEWIS-A-SÄURE UND GLEICHZEITIG ALS LEWIS-B-BASE

Bei der Definition des Begriffs pH basiert eine wichtige Klassifizierung der ionischen Reaktionen in organischen Molekülen auf der Art des reaktiven Teilchens, das praktischerweise als die angreifende Spezies angenommen wird. Unter diesem Gesichtspunkt oder gemäß der Definition von Gilbert Newton Lewis ist die Lewis-Säure A in Abbildung 2 diejenige

Spezies, die ein Elektronenpaar aufnehmen kann; ihre elektronische Ladung ist also positiv. Eine Lewis-Base B hingegen ist die Substanz, die ein Elektronenpaar abgibt; ihre elektronische Ladung ist negativ.

Aus dieser Definition ergibt sich Folgendes: Die organischen Stoffe, die Elektronen aufnehmen, werden als Lewis-A-Säuren bezeichnet und als elektrophile Stoffe identifiziert, d. h. elektrophile Spezies sind Stoffe, die eine Affinität für Teilchen mit einer überschüssigen negativen Ladung haben. Die Elektronendonatoren hingegen sind die Lewis-B-Basen und werden als nucleophile Substanzen bezeichnet, da sie eine Affinität für Kerne oder negativ geladene Teilchen haben.

Auf diese Weise entstehen organische Reaktionen, die als elektrophil und/oder nucleophil eingestuft werden, je nachdem, ob es sich um ein elektronengebendes oder elektronenaufnehmendes Reagenz handelt, das diese Reaktionen hervorruft.

Daraus lässt sich ableiten, dass die Carbonylgruppe eines Ketons, bei dem die Bedingungen für die Bildung eines Gleichgewichts mit seinem Alkohol gegeben sind, sich im selben Molekül gleichzeitig als Lewis-A-Säure, aber auch als Lewis-B-Base oder Alkali verhält, wie die in Abbildung 2 dargestellten Formen.

Dies ist eine inhärente Eigenschaft oder ein Merkmal des Verhaltens der Carbonylgruppe eines Ketons mit einem Alpha-Wasserstoff, da die Elektronen in Verbindungen, bei denen diese Möglichkeit besteht, oder je nach Säuregrad von einer Form zur anderen wandern. Das bedeutet, dass sich diese Stoffe wie Lewis-A-Säuren oder Lewis-B-Laugen verhalten und den sauren Bedingungen des Mediums, in das sie eingetaucht sind, unterliegen. Stoffe, die sich je nach Säuregrad wie

Säuren und Basen verhalten, werden als amphotere Stoffe bezeichnet.

Verhält sich die Substanz also als Base, nimmt sie eine Lewis-A-Säure auf, wie dies bei den Basen Guaninketon und Uracil der Fall ist, die ein Proton (H^+) in ihrer Carbonylgruppe aus dem sauren Medium aufnehmen können, wenn sie sich als Keton verhalten oder wenn die Umgebung des Zellkerns sauer wird. In diesem Fall ist es die innere Flüssigkeit der Zellen, die von der Azidose betroffen ist; dies beeinflusst die sauren Bedingungen des antioxidativen Systems innerhalb der Zellen. Hauptsächlich NADH und NAD^+, die, wie wir gesehen haben, für die Oxidation von Eisen II im Hämoglobin zu Eisen III und die Reduktion von Eisen III zurück zu Eisen II verantwortlich sind, so dass das Hämoglobin Sauerstoff als Eisen II und Kohlensäure als Eisen III transportieren kann. Das antioxidative System in den Zellen wiederum ist erforderlich, um diesen Säurebereich innerhalb seiner normalen Funktionsfähigkeit zu halten.

Wenn diese stark sauren Bedingungen innerhalb der Zellen auftreten, wird die Carbonylgruppe des Ketons $=C=O$ in eine alkoholische Gruppe, $\equiv C\text{-}OH$, umgewandelt. Wenn also das interzelluläre Medium sauer wird, wird das Keton oder die Lewis-Base B in Abbildung 2 in einen Alkohol umgewandelt, d. h. in eine Lewis-Säure A. Diese ist stabiler und reaktiver als das Keton, wenn das Medium saurer wird.

Unter diesen Umständen wären die Moleküle in dieser Situation gezwungen, eine elektronische Umgruppierung in den Chromosomen im Kern vorzunehmen, wie es bei einem Keton der Fall ist, oder sie werden gezwungen, sich in einen Alkohol umzuwandeln. Es können sich stabilere Enolat-Ionen bilden, wie sie rechts in Abbildung 3 dargestellt sind.

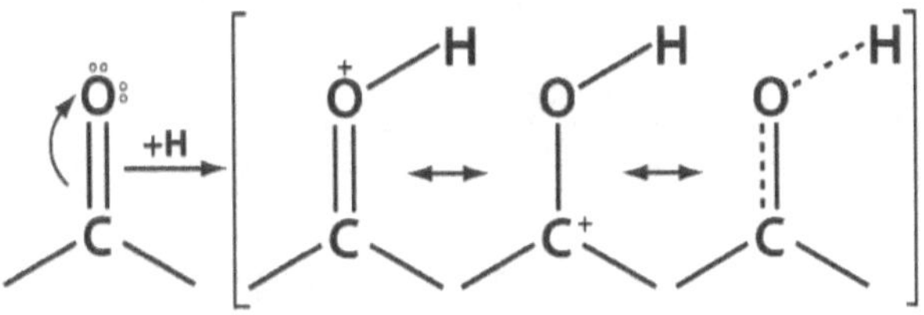

ABBILDUNG 3

BILDUNG EINES ENOLAT-IONS DER LEWIS-SÄURE A AN DER CARBONYLGRUPPE EINES KETONS

Wenn der Prozess umgekehrt wird, findet am Enolat-Ion rechts in Abbildung 3 eine Protonierung am Kohlenstoff statt, und das Keton regeneriert sich wieder. Das wäre die Umkehrung des Krebses. Wenn die Protonierung jedoch am Sauerstoff stattfindet, wird ein Enol ($\equiv$C-OH) gebildet. Wie in Abbildung 4 zu sehen ist, befindet sich ein C-Keton mit diesen wechselnden Eigenschaften oder ein C-Keton mit einem alpha-HA-Wasserstoff im Gleichgewicht mit seinem Enol E, das von den sauren Bedingungen im Zellkern abhängt.

Wir sehen jedoch, dass es Zwischenzustände geben kann, wie in Abbildung 3 zu sehen ist. Dann ist die Lewis-Säure A relativ weniger sauer, d. h. sie ist eine basischere Säure.

Die Acidität bewegt sich auf einer relativen Skala zwischen 0 und 14. Liegt der Säuregrad zwischen 0 und 7, gilt sie als sauer, und von 7 bis 14 gilt sie als basisch. Man geht davon aus, dass der Säuregrad bei pH 7,00 neutral ist, obwohl dieser Punkt schwer zu erreichen ist, da pH 7,00 eigentlich ein Übergangszustand zwischen Säure und Alkalität ist. Ein pH-Wert von 7,00 ist metastabil.

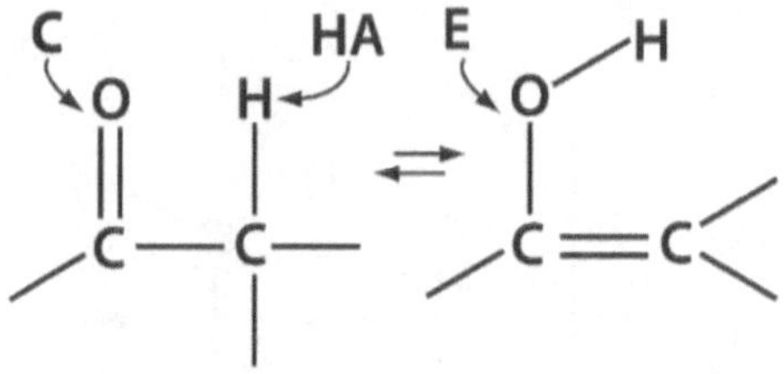

ABBILDUNG 4

KETO-ENOLISCHES GLEICHGEWICHT ZWISCHEN EINEM KETON C MIT SEINEM ALKOHOL UND DEM ALPHA-ALKOHOL UND DEM ALPHA-WASSERSTOFF HA, DER UNTER BILDUNG DES ENOLS E AUSTRETEN KANN

Ein wichtiges Merkmal ist, dass es sich bei den Keton- und Enolformen um echte Moleküle handelt. Das heißt, es handelt sich um getrennte und eigenständige Stoffe, die nicht mit den Resonanzisomeren verwechselt werden dürfen, bei denen es sich nur um theoretische, hochreaktive Zwischenformen handelt, die weder zu stabilen Stoffen werden noch eine reale physikalische Existenz haben. Es ist jedoch möglich, Enolate im Labor herzustellen, wie in den Abbildungen 3 und 4 dargestellt. Um die Beziehung zwischen der Keton- und der Enolatform zu kennzeichnen oder zu beschreiben, musste daher ein anderer Name gewählt werden: Sie werden Tautomere genannt; und wenn diese Umwandlungen von der Keto- in die Enolatform oder von einer Form in die andere stattfinden, wird das Phänomen als Tautomerie bezeichnet. Tautomer leitet sich vom englischen Wort taut ab.

Im Gleichgewicht bilden sich Tautomere, die jedoch auch unter normalen Bedingungen schnell von einer Form in die andere übergehen. Aus diesem Grund ist es schwierig, sie zu isolieren und im Labor zu charakterisieren.

Aus demselben Grund dürfte es aus praktischer Sicht unmöglich sein, dieses keto-enolische Gleichgewicht im Blut eines an Krebs erkrankten Menschen zu messen. Zumindest nicht, um zu beweisen, dass dies die Ursache für den Krebs ist, oder um die Existenz dieser Keton- und Enolverbindungen als zwei verschiedene und unabhängige Substanzen zu beweisen. Oder, wenn Sie so wollen, um das Phänomen der Tautomerie zu erklären, das aus der Sicht der elektronischen und theoretischen Analyse der Molekülstruktur jedes Moleküls, das an einem Tautomerieprozess teilnehmen kann, offensichtlich und vernünftig ist. Das Konzept der Tautomerie verdanken wir dem niederländischen Chemiker Jacobus Henricus van 't Hoff.

Da es nicht möglich ist, beispielsweise den Grad der Verschiebung des tautomeren Gleichgewichts einer DNA in vivo zu messen, wurde versucht, dieses Gleichgewicht durch In-vitro-Experimente mit Hilfe der so genannten "Kombinierten Dichtefunktionaltheorie" mit dem Poisson-Boltzmann-Modell für kontinuierliche Lösungen zu simulieren. Dabei handelt es sich um eine quantentheoretische Methode, die nur durch experimentelle Simulation zu einer theoretischen Wahrscheinlichkeit führen kann. Die Tautomerie kann jedoch theoretisch abgeleitet werden, indem man die Analyse schärft und die chemischen Eigenschaften der fünf Basen kennt, aus denen die DNA und RNA der Zellen bestehen, wie die in Abbildung 5 dargestellten Basen, aus denen die DNA besteht.

In Abbildung 5 können wir die fünf Basen unterscheiden, die sich im Zellkern für die Chromosomen zum Aufbau der DNA-Sequenz und für die Ribosomen zum Aufbau der Proteine befinden. Die vier Basen, die an der Bildung der DNA beteiligt sind, sind: Adenin A, Guanin G, Thymin T und Cytosin C. Die Verbindungsgruppen, die nicht dargestellt sind, sind die gestrichelten Balken (---), die den Desoxyribose-Zuckermolekülen entsprechen, die die Seitenketten der DNA bilden, oder die wir bereits als Nukleoside bezeichnet haben.

Die Uracil-Base ist nicht an der Konformation der DNA beteiligt; die Uracil-Base ist nur an der Konformation der RNA beteiligt.

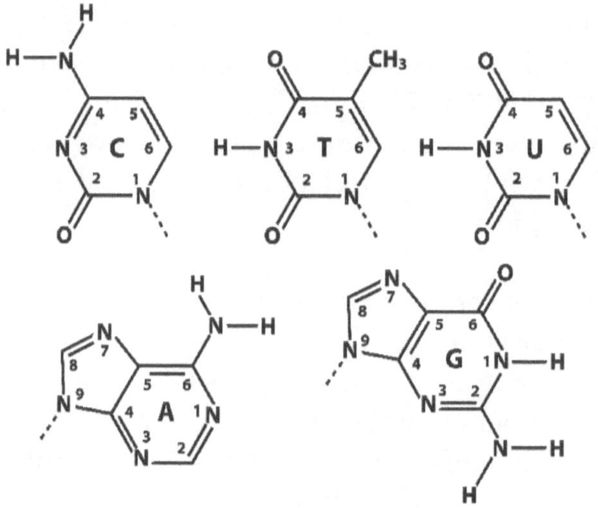

ABBILDUNG 5

DIE FÜNF BASEN, DIE DEN KERN EINER GESUNDEN ZELLE BILDEN GESUNDE ZELLE

Diese Basen werden im Zellkern aus Folat gebildet, und Folinsäure wird aus Folat gebildet. Folat ist in grünen Früchten enthalten, und eine der aktiven Formen von Folat ist die Folsäure, weshalb ihr Verzehr während der Schwangerschaft empfohlen wird, um genetische Fehler beim Fötus zu verhindern, wie z. B. bifide oder offene Stacheln.

Unter den strengsten Bedingungen des Säuregehalts oder des normalen chemischen Milieus im Zellkern, in den Chromosomen, ist die Thyminbase nur an der DNA beteiligt, nicht aber an der Bildung der RNA.

Das bedeutet, dass die Basen, aus denen die DNA besteht, im Zellkern Veränderungen unterliegen, die je nach den sauren oder basischen Bedingungen des Zellkerns auftreten. Dies bestimmt die Form dieser ursprünglichen Basenpaar-Kopplungen in den Chromosomen. Die Säure-Basen-Bedingungen für das Auftreten der Kopplungen werden also durch den Säuregrad bestimmt, der im Zellkern vorherrscht; denn wie Sie sehen, hängt diese sehr spezifische Form der Basenpaarung von den Funktionen ab, die jedes Basenpaar in der DNA und RNA innerhalb und außerhalb des Kerns erfüllen muss.

Wenn wir uns Abbildung 5 ansehen, stellen wir fest, dass der einzige Unterschied zwischen der Thyminbase und der Uracilbase darin besteht, dass die Thyminbase die Methylgruppe ($-CH_3$) am Kohlenstoff 5 des Rings eingefügt hat. Da die Methylgruppe eine reaktive, negativ geladene Spezies ist, befindet sich diese Methylgruppe in der Nähe der Ketongruppe des Thymin, was eine Tautomerisierung der Thyminbase oder die Umwandlung der Keton-Thyminbase in ein Enol verhindert.

Der andere Grund ist, dass die Methylgruppe am Kohlenstoff 5 den Alpha-Wasserstoff ersetzt hat, so dass das Thymin nicht tautomerisiert werden kann. Die Thyminbase hat nur einen Beta-Wasserstoff am Kohlenstoff 6, aber die Tautomerie der Thyminbase ist weniger wahrscheinlich. Relativ gesehen oder von der Wahrscheinlichkeit her wird die Tautomerie bei der ketonischen Guaninbase stärker auftreten, weil der Sauerstoff des ketonischen Guanins das Proton aus dem sauren Medium oder aus dem Stickstoff anzieht, der der Ketongruppe benachbart ist, d. h. dem Stickstoff Nummer 1, wie in Abbildung 5 dargestellt.

Was die Uracil-Base betrifft, so ist in Abbildung 5 zu sehen, dass die Uracil-Base zwei Alpha-Wasserstoffe hat, die der Carbonylgruppe am Kohlenstoff Nummer 4 benachbart sind, und zwar am Stickstoff Nummer 3 und am Kohlenstoff Nummer 5. Daher kann sich in Uracil eine Doppelbindung bilden, sobald das Uracil durch den Wasserstoff, der den Kohlenstoff Nr. 5 verlässt, von der Ketonform in ein Enol umgewandelt wird. Dann wird der Alpha-Wasserstoff am Stickstoff Nummer 3 leichter austreten, was bei der enolischen Uracilbase eher der Fall ist. Wenn das Medium sauer ist, kommt es also zur Methylierung der enolischen Uracilbase, wie in Abbildung 12 dargestellt.

Die Basen Adenin und Guanin sind die Basen, die der Purin-Gruppe entsprechen, d. h. sie sind weniger basisch. Die Basen Cytosin, Thymin und Uracil gehören zur Gruppe der Pyrimidine, d. h. sie sind stärker basisch.

Nach dem, was wir in diesem keto-enolischen Gleichgewicht gesehen haben, können diese Basen, die in ihrer elektronischen Struktur Ketongruppen (=C=O) und einen abspaltbaren Alpha-Wasserstoff enthalten, in Form eines Enols, d. h. eines Alkohols ($\equiv$C-OH), konfiguriert werden, so dass eine Doppelbindung im Ring entsteht. Dadurch wird diese Base zu einem aromastabileren Molekül, wenn die chemische Umgebung sauer wird.

Die Cytosinbase hat zwar eine Ketongruppe am Kohlenstoff 2, aber diese Pyrimidinbase hat die elektronische Eigenschaft, keinen Alpha-Wasserstoff am benachbarten Stickstoff am Kohlenstoff 1 und 3 ihrer Ketongruppe zu haben. Mit anderen Worten: Cytosin verfügt nicht über einen Alpha-Wasserstoff, der abgelöst werden kann, um eine der Bindungen einzufangen und dann den Ring stabil zu schließen, was eine notwendige Bedingung für die Bildung des Enols ist. Die Doppelbindung im Ring der Cytosinbase ist vollständig mit Wasserstoffatomen besetzt, so dass die Cytosinbase für einen elektronischen Tautomerisierungsprozess unveränderlich ist.

Wir kommen zu dem Schluss, dass die Cytosinbase methyliert werden kann, wenn das zelluläre Umfeld saurer wird, da der hohe Säuregehalt den Kohlenstoff 5 des Cytosinrings Nukleophilen oder Nukleosomen abfangenden Gruppen wie dem Methylradikal ($\cdot CH_3$) aussetzt, wenn das zelluläre Umfeld saurer wird. Oder wenn solche Methylgruppen durch den Verzehr von tierischem Eiweiß im Überfluss vorhanden sind.

Dies führt zu einer Demethylierung der Aminosäure Methionin. Die Aminosäure Methionin ist diejenige, die am häufigsten in allen tierischen Proteinen vorkommt, denn die Aminosäure Methionin ist diejenige, die das Initiationstriplett für das Ribosom markiert; mit anderen Worten, Methionin ist der Code, der dem Ribosom sagt, dass es hier beginnen soll, damit das Ribosom den Prozess der Proteinbildung beginnen kann. Methionin ist also in allen tierischen Proteinen enthalten.

ABBILDUNG 6

TAUTOMERISMUS IN GUANIN: WENN DAS MEDIUM SAUER IST WIRD KETONISCHES GUANIN GC IN ENOLISCHES GUANIN GE UMGEWANDELT

Die korrekte Kopplung dieser beiden Basen hängt von der Veränderung ab, die die Chromosomen vornehmen müssen, um die elektronische Struktur der DNA zu verändern. In der normalen DNA sind die Basen durch Wasserstoffbrückenbindungen elektronisch verbunden (gestrichelte Linie in Abbildung 8; H---O=C=, H---N=). Die Bindungen oder Brücken, die sich zwischen den Wasserstoffatomen bilden, werden als Van-der-Waals-Kräfte bezeichnet.

Wie wir im Fall der Methylierung noch genauer sehen werden, kommt es zu dieser Veränderung, weil der Verzehr von Fleisch eines anderen Tieres die Zellen, Proteine und das Cholesterin mit sich bringt, die für jede tierische Abstammung spezifisch sind. Das Eiweiß in tierischem Fleisch ist reich an der Aminosäure Methionin, die Methylierung verursacht und Krebs auslöst.

Wenn die Aminosäure Methionin ihre Methylgruppe verliert, wird sie zu Homocystein, das nicht nur einen Überschuss an Methylgruppen hinterlässt, sondern auch die Umwandlung der Basen Cytosin und Uracil in Thymin bewirkt. Die Aminosäure Homocystein ist auch ein Antioxidans; daher wird Homocystein die antioxidative Rolle der anderen natürlichen Antioxidantien in den Zellen übernehmen, wie z. B. des Enzyms Superoxiddismutase, der alkalischen Phosphatase, der Hexokinase und des oxidierten NAD^+ und reduzierten NADH, die, wie wir gesehen haben, die Funktion haben, den Eisenoxidationszustand des Hämoglobins zu verändern. So transportiert das Hämoglobin abwechselnd Sauerstoff und Kohlendioxid in Form von Kohlensäure.

Wir brauchen keine Proteine, um zu leben, sondern die Aminosäuren, die diese Ketten enthalten und die wir in größerer Menge und Vielfalt in Gemüse finden. Wie bereits erwähnt, spaltet das Enzym Pepsin im Magen diese Proteine auf, um die Aminosäuren zu gewinnen. In Reis und Hülsenfrüchten beispielsweise sind die Proteine kürzerkettig und daher leichter verdaulich als tierisches Fleischprotein. Diese

Proteine aus Hülsenfrüchten und Reis sind jedoch nicht vollständig, d. h. sie enthalten nicht alle essenziellen Aminosäuren. Das Eiweiß von Fleisch, z. B. Rindfleisch, ist vollständig, weil die Kuh ihre volle Ration an essenziellen und nicht-essenziellen Aminosäuren nur durch das Fressen verschiedener Gemüsesorten erhält. Wenn wir jedoch Reis mit Hülsenfrüchten essen, erhalten wir einen großen Teil der 8 essentiellen Aminosäuren aus dieser Kombination.

Tatsächlich ernähren sich vegetarische Tiere wie Flusspferde, Gorillas, Kühe, Giraffen und Elefanten ausschließlich von Gemüse, um ihre tägliche Ration an Aminosäuren zu erhalten. Der Mensch braucht andere Lebewesen nicht zu töten, um sie zu essen, denn Nahrung ist in Gemüse im Überfluss vorhanden, aber wir müssen auch nicht hinter einem Tier herlaufen, um es zu töten. Die Domestizierung von Tieren in der falsch benannten Tierhaltung ist ein Betrug an unseren Brüdern, die mit ihrem Unglück für diese Ignoranz gegenüber der menschlichen Nahrung bezahlen.

Kapitel 3

KOPPLUNG ZWISCHEN DEN BASEN

In der normalen DNA kann die ketonische Guaninbase Wasserstoffbrückenbindungen mit dem an das Stickstoffatom 1 gebundenen Wasserstoff und mit dem Wasserstoff des Stickstoffs der Aminogruppe, die an den Kohlenstoff Nummer 2 gebunden ist, bilden, wie in Abbildung 5 zu sehen ist. Von den drei Pyrimidinbasen wie Thymin, Uracil und Cytosin im Zellkern, die diese Bedingung der Kopplung mit der

ketonischen Guaninbase erfüllen können, ist es die Cytosinbase.

Es gibt keine andere Pyrimidinbase, die die gleichen
elektronischen Eigenschaften aufweist wie die Cytosinbase.
Außerdem wird diese Kopplung durch beide Basen in konju-
gierter Form erreicht. Wie in Abbildung 7 zu sehen ist, trägt
die Guaninketonbase über die Aminogruppe, die an Kohlenstoff Nummer 2 gebunden ist, zur Wasserstoffbrückenbindung bei. Außerdem sind sie durch das Wasserstoffatom verbunden, das an ihren Stickstoff Nummer 1 gebunden ist. In
der Zwischenzeit trägt die Cytosinbase zur Bildung der Wasserstoffbrückenbindung bei, ebenfalls über ihre Aminogruppe, die an den Kohlenstoff Nummer 4 gebunden ist.

Die Stärke dieser Dreifachbindung ist reziprok; daher ist
dies die stabilste Form der Kopplung, die die DNA bildet. Bei
der ketonischen Guaninbase kann diese chemische Bedingung von der Uracilbase nicht erfüllt werden. Daher kann
sich die Uracil-Base nicht mit der ketonischen Guanin-Base
oder der Adenin-Base verbinden, um DNA zu bilden. Daraus
schließen wir, dass die ketonische Guaninbase in der DNA
natürlicherweise oder normalerweise nur mit der Cytosinbase Wasserstoffbrückenbindungen eingehen kann, da es
keine andere Base gibt, die diese Bindung eingehen kann.

Die Adeninbase hat nur zwei Möglichkeiten, da sie einen
einzigen Wasserstoff in ihrer Aminogruppe hat, der an ihren
Kohlenstoff Nummer 6 gebunden ist. Damit die Adeninbase
eine Wasserstoffbindung mit einem Sauerstoff bilden kann,
muss das Adenin eine Wasserstoffbindung an seinem Stickstoff Nummer 1 akzeptieren, um zwei Wasserstoffbrücken zu
bilden. Dies ist eine chemische Bedingung, die nur zwischen
der Base Adenin und der Base Thymin möglich ist. In diesem
Fall könnte sich, wie in Abbildung 5 zu sehen ist, die Adenin-

base mit der Uracil-Ketonbase verbinden, allerdings nur relativ, da die Thyminbase basischer ist als die Uracilbase. Denn die Thyminbase trägt, wie gesagt, am Kohlenstoff Nummer 5 ihres Rings die Methylgruppe, die den Alpha-Wasserstoff ersetzt hat. Diese Methylgruppe verleiht der Thyminbase also eine größere energetische Stabilität.

Elektronisch gesehen kann sich die Uracil-Base auch nicht mit der Adenin-Base verbinden. Es gibt jedoch keine andere Base im Zellkern, die die gleichen oder ähnliche elektronische Eigenschaften wie die Thyminbase aufweist, oder eine andere Base, die diese Bedingung erfüllen und sie ersetzen könnte.

Die Uracil-Base passt also nicht zur Adenin-Base oder zur ketonischen Guanin-Base, um Wasserstoffbrückenbindungen zu bilden; solange die sauren Bedingungen im Zellkern normal sind, kann sich die DNA unter den üblichen DNA-Säurebedingungen auf diese spezifische Weise replizieren. Denn wenn dies nicht auf diese Weise geschähe, würden sich die beiden Ketongruppen der Thyminbase in einer Reihe der DNA-Seitenkette gegenüberstehen; und diese Ketongruppen würden sich gegenseitig abstoßen oder zurückweisen, wodurch die Sequenz auf dieser Seite der Helix in der DNA-Kette unterbrochen würde.

In der normalen DNA oder N-DNA, die in Abbildung 10 dargestellt ist, sehen wir, dass sich eine weitere Wasserstoffbrücke zwischen den Thymin- und Cytokinbasen bildet. Diese Bindung bewirkt, dass sich der DNA-Strang wie eine Spirale dreht. Im Falle von Krebs geht die Thymin-Cytokin-Bindung verloren.

Daher können sich weder die Uracil-Base noch die Thymin-Base mit der ketonischen Guanin-Base verbinden, um eine Kettenstruktur in der normalen DNA zu bilden. Diese chemische Struktur für die Kopplung kann hingegen nur die Cytosinbase mit der ketonischen Guaninbase erfüllen.

Krebs ist ein chemisches Phänomen, also müssen wir wissen, wie diese Kopplungen aussehen, um zu wissen, wie Krebs chemisch erzeugt werden kann, denn die DNA, die jeder Zelle ihre Struktur gibt, besteht aus elektronischer Materie, die die notwendigen Anpassungen zwischen den elektronischen Kopplungen vornimmt. Zusammengesetzte Zellen sind durch die Mutation von Viren entstanden; daher sind sich die Zellen ihrer Existenz oder ihrer Leistung in den Lebewesen nicht bewusst, obwohl sie nur chemisch funktionelle Wesen sind.

Darüber hinaus ist die Form dieser Base-to-Base-Kopplungen elektronische Materie, die aus elektronischer Energie entstanden ist. Es ist also zu erwarten, dass sie, wie alle Formen von Materie, sich ständig verändert, weil sie eine unendliche Anzahl von Arten und Kombinationen zwischen den unendlichen Bereichen von Energie und verschiedenen Arten von Materie elektronischen Ursprungs bilden kann.

Der Geist hingegen besteht nur aus magnetischer Masse und kann sich des Mechanismus der Kopplung der Basen in der DNS der Zellen, aus denen sein physischer Körper besteht, der aus elektronischer Materie besteht, bewusst sein oder auch nicht. Nur das Wissen des Geistes weiß, wie diese Kopplungen zustande kommen, und Wissen wird durch Lernen erworben.

Die Zellen eines lebenden Körpers haben kein Gedächtnis, denn diese Zellen stammen von einem Diploid ab. Der Diploid stammt aus der Integration von zwei Haploiden: ein Haploid stammt aus den Keimdrüsen des Mannes und das andere Haploid stammt aus dem Ei der Frau. Das Gedächtnis wird vom Geist in magnetischer Form mitgebracht, der dem

Baby im Mutterleib 5 Monate nach der Schwangerschaft einverleibt wird, wenn das Diploid zu einem Baby mit definiertem Geschlecht geworden ist.

Der Geist und der Körper sind zwei verschiedene Arten von Energien. Der physische Körper enthält nur elektronische Materie, während der Geist, der den physischen Körper bewohnt, aus magnetischer Masse ohne elektronische Materie besteht.

Die physische Welt ist nur eine Station für die räumliche Anziehung zwischen dem weiblichen und dem männlichen Geschlecht. In der menschlichen Rasse bilden diese beiden magnetischen und elektronischen Energien die Energien einer Frau und eines Mannes. Das Weibliche entsteht durch die Integration negativer Fermionen, das Männliche durch die Integration positiver Fermionen. Aber diese physische Anziehungskraft ist für alle Geschlechter von Lebewesen gleich.

Was auf der Erde als Tod definiert wird, kann in keiner Form existieren, denn es ist unmöglich, dass die elektronische Materie des physischen Körpers stirbt, und die Wahrscheinlichkeit, dass die magnetische Masse des Geistes stirbt, ist gleich null. Es gibt nur eine Trennung der beiden Arten von Energie. Die magnetische Masse trennt sich von der elektronischen Materie des Körpers, wenn der elektronische Körper seine physischen Veränderungen in seinem evolutionären Zustand abgeschlossen hat. Auf der Erde wird dies als Alter bezeichnet. Es ist nur ein Augenblick, denn in der geistigen Welt gibt es keine Zeit. In diesem Moment der Trennung ist die elektronische Materie des Körpers frei von der magnetischen Masse, die ihm das Leben gegeben hat, und die sich entwickelnde elektronische Materie des Körpers wird auf der Erde frei sein; sie wird sich also im Laufe der Zeit weiter verändern. Die magnetische Masse des Geistes hingegen wird im ewigen Augenblick ewig magnetische Masse sein. Was die magnetische Masse des Geistes bei der Geburt gewinnt, ist das Wissen während der Zeit, in der sie Teil eines physischen Körpers war.

Dieses Phänomen der Kopplung zwischen den Basen in der DNS ist das Ergebnis der Kombination dieser beiden Arten von Energien durch eine Bedingung, von der wir heute sagen, dass sie chemischer Natur ist. Dies ist entscheidend für die Manifestation des physischen Lebens durch die korrekte Kopplung der Basen in der DNS. Denn die elektronische Materie bildet eine Folge von Kopplungen, die jedem Individuum mittels eines genetischen Codes die physischen Eigenschaften verleihen.

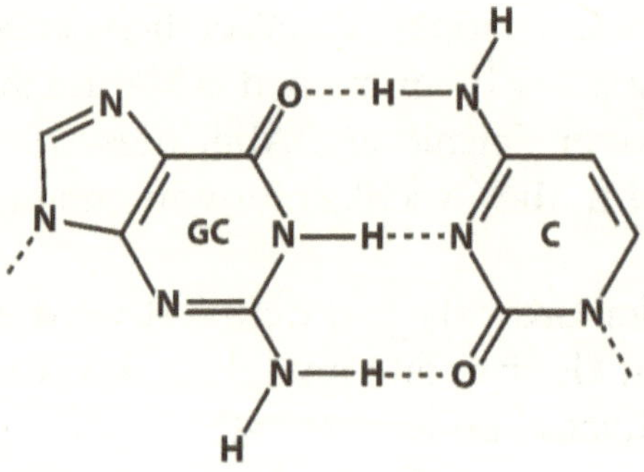

ABBILDUNG 7

WASSERSTOFFBRÜCKENBILDUNG VON KETONISCHEM GUANIN GC GEKOPPELT AN DIE CYTOSIN C-BASE IN NORMALER DNA

Damit diese Integration der beiden Energiearten diese Funktionalität oder Lebensform hat, können die Purinbasen mit den Pyrimidinbasen auf eine bestimmte Art und Weise gekoppelt werden, oder nur auf diese Art und Weise: die ketonische Guaninbase ist mit der Cytosinbase gekoppelt, und die Adeninbase wird nur mit der Thyminbase verbunden. Da die Uracil-Base diese Bedingungen nicht erfüllt, kann sie nicht an der DNA teilnehmen oder Teil davon sein, wie in Abbildung 8 dargestellt.

Die vier Basen paaren sich in der DNA über Wasserstoffbrückenbindungen und bilden Paare oder Zweiergruppen,
die auf die bereits erwähnte Weise gepaart werden: das Paar,
das von den Basen Adenin=Thymin gebildet wird, und das
Paar, das von den Basen Guanin-Keto $\equiv$ Cytosin gebildet
wird, die durch zwei bzw. drei Wasserstoffbrückenbindungen verbunden sind. In der normalen DNA wird jedoch eine
weitere Wasserstoffbrücke zwischen den beiden Pyrimidin-
Basenpaaren gebildet, nämlich die Thymin-Cytosin-Wasser-
stoffbrücke.

In diesem Fall bewirken diese Basenpaare, dass die beiden Nukleotidketten, aus denen die DNA besteht, durch die
Wasserstoffbrücken verbunden werden, die durch die gestrichelten Linien zwischen den Basen dargestellt sind, die durch
drei Basenpaare gebildet werden: Adenin-Thymin, Thymin-
Cytosin und Guanin-Keton-Cytosin.

Wie wir sehen können, ist die Verbindung in diesem Ab-
schnitt der DNA tatsächlich komplexer als die einfache Verbindung zwischen den Basen Adenin=Thymin (A=T), Thy-
min-Ceton (T-C) und Guanin $\equiv$ Cytosin (G $\equiv$ C). Damit ist die
DNS das faszinierendste Molekül, das in der Chemie der Le-
bensentstehung bekannt ist, sowohl zusammengepfercht als
auch verdreht.

An den seitlichen Enden des DNA-Moleküls werden
Nukleotidbindungen zwischen den Nukleotiden durch Lig-
anden mit den Zuckermolekülen Desoxyribose und Phos-
phorsäure gebildet. Diese Bindungen bewirken eine Links-
Rechts-Verdrehung der DNA. Damit sich diese Spirale von
links nach rechts drehen kann, müssen alle Desoxyribose-Mo-
leküle rechtshändig sein, aber in einer bestimmten Reihenfolge. Daher kann ein linkshändiger Zucker nicht mit einem

rechtshändigen Zucker interagieren, denn das wäre ein riesiges Durcheinander; sonst gäbe es kein Leben.

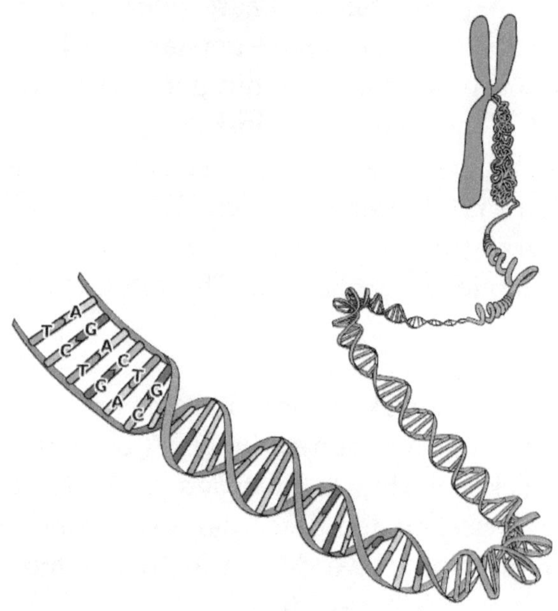

ABBILDUNG 8

EIN DNA-MOLEKÜL, DAS VON CHROMOSOMEN SYNTHETISIERT WIRD. ES IST DAS AUSSERGEWÖHNLICHSTE MOLEKÜL DER CHEMIE, DENN ES IST DAS ELEKTRONISCHE MOLEKÜL, DAS ALLEN LEBEWESEN AUF DER ERDE DIE LEBENSENERGIE VERLEIHT

Dasselbe gilt für die Proteinbildung: Alle an der Proteinbildung beteiligten Aminosäuren sind linkshändig, aber es gibt keine Abfolge von linkshändigen und rechtshändigen Aminosäuren. Rechtshändige Aminosäuren sind nicht an der Proteinkonformation beteiligt; denn eine Abfolge von links- und rechtshändigen Aminosäuren würde es den Proteinen nicht ermöglichen, sich dreidimensional aufzurollen. Wäre es eine linkshändige Aminosäure, gefolgt von einer rechtshändigen Aminosäure, wären Proteine gerade und es gäbe keine physischen Körper. Proteine müssen dreidimensional sein, weil diese Moleküle neben anderen Funktionen die Füllung des Skeletts des physischen Körpers bilden.

Diese Form der Kopplung zwischen linkshändigen und rechtshändigen Molekülen ist auf die Chiralität zurückzuführen; genauso wie die Chiralität der Aminosäuren die Proteine bildet, bei denen alle Aminosäuren, die an den Proteinen beteiligt sind, linkshändig sind; und wenn man versucht, eine rechtshändige Aminosäure einzuführen, passt sie nicht, weil sie die Reihenfolge der Aminosäuren in der Proteinkette verändern würde.

Die Bindungen dieser Sprossen sind sowohl auf die Chiralität als auch auf die Stärke der Wasserstoffbrücken zwischen den Paaren der Purinbasen Adenin und Guanin mit den Pyrimidinbasen Thymin und Cytosin zurückzuführen. Die durchgehenden Seitenlinien, die diese Paare verbinden, werden durch die Kopplung dieser beiden Basenpaare gebildet. Wir haben also gesagt, dass Säure oder Basizität relative Begriffe sind, da andere elektronische Bindungskräfte, wie Wasserstoffbrückenbindungen, an der Verbindung der Atome beteiligt sind.

Wie bereits erwähnt, kann das Phänomen der Tautomerie nur bei den ketonischen Guaninbasen und bei Uracil auftreten, wenn das Uracil enolisch geworden ist. Dies geschieht, sobald die chemische Umgebung des Zellkerns saurer wird. In diesem Fall werden die ketonischen Guanin- und Uracilbasen durch die Ketongruppe am Kohlenstoff Nummer 6 der Guaninbase bzw. Nummer 4 des Uracils enolisch. Mit anderen Worten, Guanin und Uracil in alkoholischer Form wurden zu Basen, die, anstatt zu geben, nun elektronische Ladungen annehmen, um Wasserstoffbrücken zu bilden. Man kann sagen, dass die Guanin- und Uracilbasen in ketonischer Form zu nukleophilen Basen oder Lewis-Basen wurden. Aber logischerweise werden die ketonischen Guanin- und Uracilbasen zu enolischen Basen, wenn der Säuregehalt im Zellkern hoch ist, d. h. sie sind jetzt elektrophile Basen oder Lewis-Säuren.

Da die Alpha-Wasserstoffe, d. h. die Nummer 1 des ketonischen Guanins und die Nummern 5 und 3 des Uracils, schwache Bindungen sind, können diese Wasserstoffatome leicht austreten, wenn sich der Säuregrad zu einem höheren Wert ändert. So bleibt der Wasserstoff der Aminogruppe am Kohlenstoff Nummer 2 des enolischen Guanin-Basenrings ein Akzeptor von elektronischen Ladungen. Wenn die Uracil-Base enolisch wird, verliert sie den Wasserstoff am Stickstoff 3; somit kann sich an dieser Stelle keine Wasserstoffbrücke mehr bilden.

Diese Aminogruppe am enolischen Guanin bildet weiterhin die Wasserstoffbrücke, wie in Abbildung 9 für das enolische Guanin zu sehen ist. Daher ist der Stickstoff Nummer 1 der enolischen Guaninbase nun wasserstoffarm, was bedeutet, dass die enolische Guaninbase speziell an dieser Stelle keine Wasserstoffbrücke mehr bilden kann, d. h. es gibt keinen Alpha-Wasserstoff mehr in der enolischen Guaninbase, der zur Bildung einer Doppelbindung freigesetzt werden kann.

Die Guaninbase in ihrer enolischen Form ist jedoch in der Lage, eine Wasserstoffbrücke mit dem Stickstoffatom zu bilden, das seinen Alpha-Wasserstoff verloren hat. Die einzige Base, die den Wasserstoff zur Bildung einer solchen Wasserstoffbrücke zur Verfügung stellen kann, ist die Thyminbase, d. h. die Base Nummer 2 in Abbildung 5. Da die Uracilbase aufgrund der Tautomerie der Cytosinbase ähnlich geworden ist, hat sie keinen Wasserstoff an ihrem Stickstoffatom Nummer 3, wie in Abbildung 5 zu sehen ist.

Daher kann diese neue Anforderung weder von der Cytosinbase noch von der Uracilbase erfüllt werden, sondern von der Thyminbase in ihrer ketonischen Form, sobald die ketonische Guaninbase und die Uracilbase zu Basen mit einer enolischen elektronischen Konfiguration werden. Um eine Kopplung mit der Guaninbase in ihrer enolischen Form zu bilden, bleibt den Chromosomen im Zellkern also nur die Thyminbase, um die Wasserstoffbrückenbindung wie in Abbildung 8 zu bilden.

Betrachtet man noch einmal die Abbildung 5, so kann diese Anforderung vielleicht besser von der Thyminbase mit der enolischen Guaninbase erfüllt werden, denn in diesem Fall einer höheren Acidität muss die Ketongruppe am Kohlenstoff Nummer 4 der Thyminbase stabiler sein. Da die Thyminbase eine Methylgruppe am Kohlenstoff Nummer 5 ihres Rings und keinen Alpha-Wasserstoff besitzt, ist die Thyminbase tautomerieresistent, aber diese Stabilität ist dem Beitrag der Methylgruppe am Kohlenstoff Nummer 5 der Thyminbase in Abbildung 5 zu verdanken.

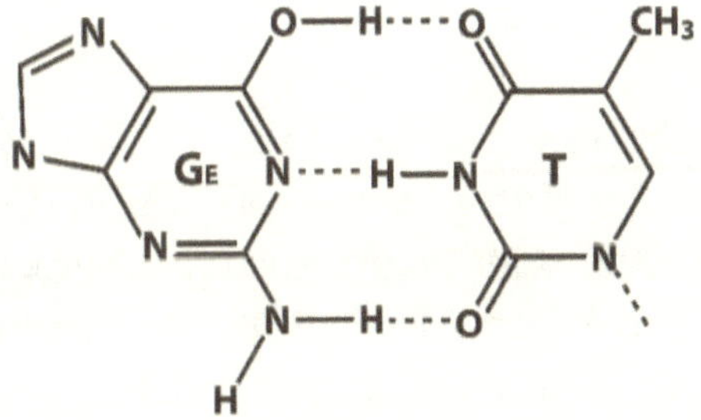

ABBILDUNG 9

IN DNA KANN GUANIN IN DER ENOLISCHEN FORM GE NUR MIT DER THYMINBASE KOPPELN

Azidose und Methylierung führen zum Verlust der Uracil-Base und der Cytochrom-Base aus dem Zellkern. Denn diese beiden Basen werden in Thymin umgewandelt, wenn in den Cytosin- und Uracil-Enol-Basen eine Tautomerie auftritt. Letztlich ist es die Thyminbase in der DNA, die diesen Mangel an Cytosin und Uracil ausgleichen kann, da sie die einzige

Base ist, die sich mit der enolischen Guaninbase verbinden kann, wie in Abbildung 10 zu sehen ist.

Nach den Abbildungen 3 und 6 über die Tautomerie der Uracil- und Guaninbasen zeigt Abbildung 10, was passiert, wenn die Guaninbase von ihrer ketonischen Form in die enolische Raumkonfiguration in der DNA der Zelle umgewandelt wird, die unter den Bedingungen der Azidose einen relativ stabileren elektronischen Zustand darstellt.

Nun sind jedoch Bedingungen entstanden, bei denen die Kopplung der Guaninbase an ihre enolische Form nicht mehr mit der Cytosinbase, sondern mit der Thyminbase erfolgt. Wie in Abbildung 9 dargestellt.

Dieser Anstieg des Säuregehalts ist, wie gesagt, auf den sauren Zustand des Zytoplasmas und dann des Zellkerns zurückzuführen, der wiederum durch überschüssige Harnsäure, Kohlensäure und Milchsäure als Produkt der Hämolyse und Glykolyse in den Mitochondrien der Muskelzellen verursacht wird. Da der Atmungsprozess beeinträchtigt wurde, verringerte sich die Sauerstoffzufuhr auf dem normalen Weg der Atmung. Dies wiederum wirkte sich auf das Oxidations-/Antioxidationssystem aus, und so weiter. In der Folge wird der Enzymkomplex, der vor der Azidose von der Zelle selbst gesteuert wurde, gestört.

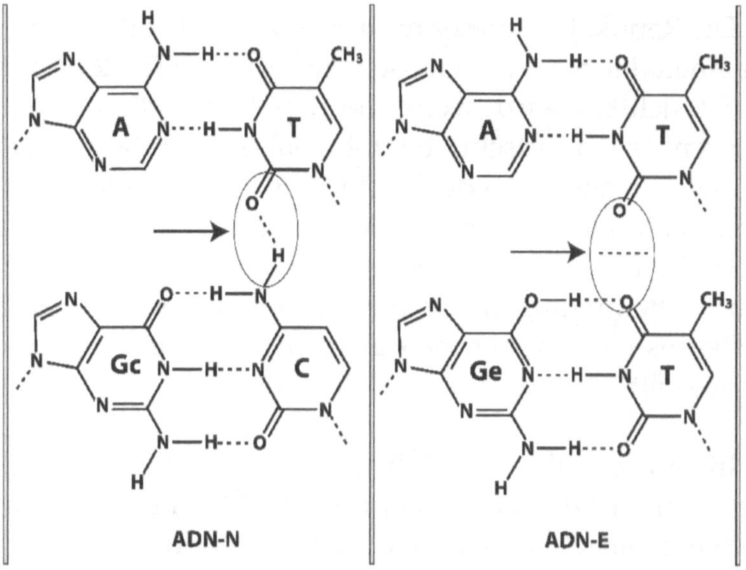

ABBILDUNG 10

N-DNA: NORMALE DNA KETONISCHES GUANIN Gc, GEKUPPELT MIT CYTOSIN. E-DNA: ENOLISCHES GUANIN Ge, GEKUPPELT MIT DER THYMININ-BASIS. SO ENTSTEHT DIE DNA-MUTATION, DIE KREBS HERVORRUFT

Dieser ungünstige Zustand begann, wie wir gezeigt haben, durch das Ungleichgewicht der Konzentrationen zwischen Harnsäure und Natriumurat: [Harnsäure] ↔ [Natriumurat] [H+ Protonen], und zwar von dem Moment an, als wir begannen, die inaktiven tierischen Fleischzellen zu verzehren. Denn wie wir gesehen haben, muss die Konzentration unseres Antioxidans Natriumurat mindestens 40-mal höher sein als die Konzentration der Harnsäure.

Zellen, die diese fehlerhafte DNA UND-E in Abbildung 10 tragen, verlieren also ihre Struktur oder elektronische Konfiguration sowie ihre ursprünglichen chemischen Eigenschaften, und es können Probleme im Zusammenhang mit dieser verzerrten Gensequenz auftreten.

Die Replikation dieser mutierten Zellen führt zum Beispiel zu einem leichten Tumor, der mit fortschreitender Größe als Krebs sichtbar wird, wenn die Replikation dieser genetisch aktiven Zellen fortschreitet. Obwohl diese Zellen aktiv sind, vermehren sie sich jedoch schneller als gesunde Zellen. Sie sind veränderlich, denn es liegt in der Natur der elektronischen Materie, die die DNA bildet, dass sie sich je nach den sauren Bedingungen für die Chromosomen innerhalb des Zellkerns elektronisch neu ausrichtet, wie in Abbildung 10 dargestellt.

Indem wir also eine Übersäuerung herbeiführen, haben wir auch die ketonische oder normale Molekularstruktur von ketonischem Guanin und Uracil verändert. Damit werden auch die für die natürliche Bildung von Wasserstoffbrücken-bindungen (H---O=C=, H---N=) notwendigen Bedingungen verändert. Denn in jedem Fall kann die tautomere oder enolische Struktur des Guanins nur mit der ketonischen oder normalen Struktur der Thyminbase koppeln, wodurch ein Kopplungsfehler in die mutierte DNA eingeführt wird.

Die Dreifachbindung, die die Guaninbase mit der Cytosinbase eingehen muss, hat die besondere Eigenschaft, dass sie ihre fünfte Wasserstoffbindung zwischen den Basenpaaren Thymin und Cytosin einbringt, was, wie bereits erwähnt, der DNA eine größere energetische Stabilität und Dreidimensionalität verleiht, was die ursprüngliche DNA-Struktur stärkt oder stabilisiert. Daher muss dieser Einfluss als Dreifachbindung wichtig sein. Als fünfte Thymin-Cytosin-Brücke muss sie der DNA ebenfalls mehr Stabilität verleihen, wie links in Abbildung 10 zu sehen ist. Das ist die Wasserstoffbrücke Nummer 3. Diese Wasserstoffbrücken erzeugen eine Verdrängung, die der normalen DNA eine hohe Energiestabilität auferlegt.

Diese Wasserstoffbrücke zwischen der Thyminbase und der Cytokinbase verschwindet jedoch, wenn sich die Guaninbase in enolischer Form mit der Thyminbase verbindet. Das heißt, die Wasserstoffbrücke zwischen den Basenpaaren ist weg, wie die gestrichelte Linie in Abbildung 10 zeigt. Die Stärke der Dreifachbindung ist in der falschen DNA also geringer, und die falsche DNA wird in gewisser Weise energetisch schwächer. Für die Synthese der fehlangepassten DNA wird weniger Energie benötigt, und die mutierte DNA repliziert schneller als die normale DNA, wie im Falle von Krebs.

Es handelt sich um eine Mutation des Übergangstyps, da sie durch die Substitution zwischen Basen derselben Klasse verursacht wird, d. h. Pyrimidin gegen Pyrimidin (die Base Cytosin gegen die Base Thymin), was wahrscheinlicher ist, da diese Form der Kopplung keine wesentliche Änderung der normalen chemischen Struktur oder der ursprünglichen DNA bewirkt, wie in Abbildung 9 zu sehen ist.

Die Chromosomen einer Zelle sind jedoch an dieser Tautomerie beteiligt, und wenn die Tautomerie zwingend wird, kann die Zelle ihre Reproduktionsarbeit fortsetzen, wird aber durch eine Logik des chemischen Charakters ihrer Chromosomen gelenkt, wie in Abbildung 8 zu sehen ist.

Die DNA-Synthese wird im Widerspruch zu anderen Zellen stehen, zumindest was die Geschwindigkeit der Replikation und die Funktionalität angeht. Diese Zelle wird nicht in der Lage sein, die elektronische Materie des Körpers eines Menschen zu konfigurieren, der mit einem Konglomerat normaler Zellen geboren wird. Allerdings wurde durch die Art der Ernährung eine Veränderung in der Struktur ihrer Gene herbeigeführt. Daher werden diese mutierten Zellen, die zu demselben Körper gehören, mit den anderen gesunden Zellen in Konflikt geraten.

Es ist wichtig zu wissen, dass diese Unterschiede, wie gesagt, relativ zueinander sind, denn in den elektronischen Bindungen muss nicht unbedingt ein ausgeprägter Kontrast vorhanden sein, damit die notwendigen Anpassungen stattfinden und die Kopplungen zwischen den Basen förderlich sind. In einem relativen Sinn kann man sagen, dass bei einem Überfluss an Methylgruppen im Zellkern die Cytosinbase nicht mehr zur Verfügung stünde, weil bei der Methylierung, wie wir sehen werden, die gesamte Cytosinbase in die Thyminbase umgewandelt würde, die der Partner der Adeninbase ist.

Wenn also der Zellkern in einen Tautomerisierungs- und Methylierungsprozess involviert ist, wird er sich unter diesen Bedingungen eines höheren Säuregehalts im Zellkern energetisch in eine relativ stabile und funktionelle chemische Konfiguration umwandeln, so dass die Chromosomen in Abbildung 8 die DNA auf die falsche Weise replizieren. Ihre Replikationsrate ist zwar aus chemischer Sicht logisch, wird aber aus biologischer Sicht verändert, und das zeigt sich in dem, was wir eine Mutation nennen. Es ist nicht mehr dasselbe Molekül der ursprünglichen DNA, das sich in demselben Körper aus elektronischer Materie und magnetischer Masse entwickelt hat.

Es handelt sich nicht um einen Zustand, der durch eine genetische Veränderung in allen Zellen vererbt werden kann, denn eine solche Veränderung der bereits gebildeten Gene wäre im selben Körper nur schwer möglich. Eine Person, die sich im Endstadium einer Krebserkrankung befindet, kann kein mutiertes Wesen zur Welt bringen, oder eines, das die Mutation mit sich trägt; oder eine schwangere Frau, die ihre Schwangerschaft während der Bildung mutierter Zellen erworben hat, kann die entstellte DNA an den Fötus weitergeben, so dass das Kind unter dem von der Mutter geerbten Krebs leiden kann. Wäre dies der Fall, würde man zu dem

Schluss kommen, dass Krebs bei Kindern, die mit den mutierten Zellen geboren werden, nicht rückgängig gemacht werden kann, aber wir wissen, dass die Mutation bei einer Person, die ohne Krebs geboren wird, rückgängig gemacht werden kann.

Es handelt sich um einen durch Übersäuerung verursachten Kopplungsfehler, der die Bindung zwischen den Basen, aus denen die DNA besteht, verändert, was chemisch wiederhergestellt werden kann, da sich die gesunden Zellen nach einem Muster entwickeln, das durch die Eigenschaften der Gene bestimmt wird.

Anders verhält es sich, wenn wir mit einer DNA geboren werden, die ein oder mehrere veränderte Gene aufweist, oder die bereits eine veränderte oder implizite DNA-Struktur hat; denn diese Veränderung muss nur von dem männlichen Haploid mit der Hälfte seiner Chromosomen und der anderen Hälfte der Chromosomen, die von dem weiblichen Haploid, das durch die Eizelle repräsentiert wird, stammen. Damit dies geschehen kann, muss eines der beiden Chromosomenpaare bereits verändert sein. Mit anderen Worten: Wenn der Krebs vererbt würde, könnte der genetische Fehler entweder vom Vater oder von der Mutter stammen.

Es ist auch möglich, die Konfiguration des Polyanions der Phosphatgruppen und den Komplex zu verändern, der von den reduzierenden Enzymen gebildet wird, deren Hauptvertreter GlutathionSH, Hexokinase, Katalase, Superoxiddismutase, aktives Vitamin C usw. sind und die die DNA vor Veränderungen des relativen Säuregehalts in der Zelle geschützt haben. Mit anderen Worten: Die chemischen und energetischen Bedingungen sind günstig, damit sich die Bindungen zwischen den enolischen Guanin-Thymin-Basenpaaren anstelle von ketonischem Guanin-Cytosin bilden können, und so entsteht der Krebs oder die Mutation in der Zelle.

Die Form der Kopplungen muss aus einem ganz bestimmten Grund entstanden sein. Es könnte z. B. die erhöhte Geschwindigkeit sein, mit der die verschiedenen Organismen ihre Codes lesen müssen, um z. B. schneller ein bestimmtes Protein durch ihre Ribosomen zu synthetisieren. Oder eine höhere Frequenz der Replikation ihrer DNA in ihren Chromosomen. Jeder Organismus hat also seinen eigenen Lebenszeitpunkt, der von der Geschwindigkeit abhängt, mit der sich seine Zellen replizieren. Dies wird einen Einfluss haben, denn es bestimmt den Höhepunkt der Alterung jeder Rasse von Lebewesen.

Man könnte meinen, dass die ersten Menschen kein Fleisch gegessen haben. Uracil war nur in der RNA vorhanden, um die Proteinsynthese in den Ribosomen zu beschleunigen. Es war jedoch nicht in der DNA enthalten, denn sonst wäre die Replikation der DNA in den Chromosomen in Abbildung 8 schneller verlaufen. Wäre die Thyminbase in der RNA, würde die Proteinsynthese ebenfalls zu langsam ablaufen. Mit anderen Worten: Es gäbe kein Leben.

Im April 1997 erschien in den Proceedings of the National Academy of Sciences of the United States of America PNAS (PNAS April 1, 1997, vol. 94no. 73290-3295) ein Artikel der Forscher Benjamin C. Blount et al. mit dem Titel: "Folate deficiency causes incorrect incorporation of uracil into human DNA and chromosome breakage, with implications for cancer and neural damage". Im Falle von Folsäure spricht man von offenen Stacheln. Die Wirbelsäule wird auch als Wirbelsäule bezeichnet, da die Halswirbel im Allgemeinen die Form eines gegabelten "Y" haben. Das Wichtigste an diesem Artikel ist vielleicht, dass die Forscher in diesem speziellen Fall experimentell nachweisen konnten, dass die Uracil-Base, die eigentlich nur in den verschiedenen RNAs vorkommen sollte, fälschlicherweise in die DNA eingebaut wurde. Aber diese

Thymin- und Enol-Uracil-Basen sind praktisch identisch, so dass wir nicht wissen werden, ob es die Thymin-Base ist, die tatsächlich den DNA-Bruch bei einer Person mit Krebs verursacht, oder ob es die Thymin-Base ist, wenn sie in enolischer Form mit der Guanin-Base in die DNA gekoppelt ist.

Kapitel 4

METHYLIERUNG

Die Methylierung ist notwendig, um die Methylgruppe ($\cdot CH_3$) in Moleküle einzuführen. Vor allem in Aminosäuren, die diese Methylgruppe tragen, wie z. B. aromatische Aminosäuren, die von Tieren nicht hergestellt werden können, weshalb diese Aminosäuren als essenzielle Aminosäuren bezeichnet werden. Ein Beispiel für eine Aminosäure, die eine Methylgruppe trägt, ist Methionin. Essentielle Aminosäuren werden nur von Pflanzen hergestellt.

Der Verzehr von Eiweiß aus tierischen Quellen führt zu einem Überschuss an der Aminosäure Methionin; in diesem Fall kann sich die Methylgruppe der Aminosäure Methionin abspalten, und das Methylradikal wird frei. Dieses Radikal ist ein Nukleophil und hat eine hohe Reaktivität, dessen negative Ladung im Inneren der Zellen durch das antioxidative System und auf der Außenseite der Zellen durch Natriumurat und Vitamin C aufgebraucht werden sollte.

Wenn jedoch der Zellkern oder das Blut sauer wird, kann das von Methionin freigesetzte Methylradikal nicht neutralisiert werden. In diesem Fall reagiert das Methylradikal im Inneren der Zellen mit den Cytosin- und Uracilbasen in ihrer enolischen Form und wandelt beide Basen in die Thyminbase um, wie in den Abbildungen 11 und 12 dargestellt.

Im Fall der Cytosinbase in Abbildung 11 wird die Cytosinbase, wenn das Methylradikal sie einfängt, in die Thyminbase umgewandelt. Das Gleiche geschieht mit der Uracilbase, wenn Uracil aufgrund eines hohen Säuregehalts in der enolischen Form vorliegt, wie in Abbildung 12 zu sehen ist. Das heißt, die Uracilbase in der enolischen Form wird durch einen Methylierungsprozess beeinflusst, wenn die saure Umgebung die Uracilbase von ihrer Ketonform in ihre enolische Form umwandelt.

Letztendlich oder nach diesem Methylierungsprozess wird der Zellkern ohne die Basen Cytosin und Uracil zurückbleiben, da beide Basen in Thymin umgewandelt werden. Um also die DNA zu replizieren, verwenden die Chromosomen die Thyminbase als Ersatz für die Cytosinbase, die nun im Zellkern in großer Menge vorhanden ist.

Gäbe es also keine Azidose in den Zellen, würde die Tautomerie der Guanin- und Uracilbasen nicht auftreten. Ohne Tautomerie würde auch keine Methylierung der Cytosin- und Uracilbasen stattfinden.

Es ist die fleischfressende Lebensweise, an die wir uns anzupassen versuchen, die nur dazu führen wird, dass unsere Zellen zu Krebseinheiten werden. Es handelt sich um eine Mutation, d. h. um eine elektronische Anpassung der Chromosomen im Zellkern, je nach dem in den Zellen herrschenden Säuregrad.

Generell ist alles Fleisch schädlich, denn alles Fleisch stammt von Lebewesen, und daher bestehen alle Tiere und auch der Mensch aus Zellen; diese Zellen bestehen aus DNA und RNA, die die Purinbasen Guanin und Adenin enthalten.

Tierisches Eiweiß hingegen enthält einen Überschuss an der Aminosäure Methionin, die, wenn sie ihre Methylgruppe verliert, in die Aminosäure Homocystein umgewandelt wird.

Methionin ist ein Methylgruppendonator $-CH_3$; daher kann Methionin als ein Produkt der Homocystein-Methylierung angesehen werden. Homocystein ist also energetisch stabiler als Methionin; daher kann bei einem hohen Säuregrad die Methylgruppe von Methionin entfernt werden, so dass Homocystein entsteht. Diese vom Methionin abgetrennte Methylgruppe führt dazu, dass sich die Basen Cytosin und Uracil in die oben erwähnte Thyminbase umwandeln.

Wenn Tautomerie vorliegt, ist die Thyminbase im Zellkern reichlich vorhanden, und um die Verbindungen herzustellen, bei denen die Cytosin- und Uracilbasen fehlen, werden die Chromosomen die Thyminbase zur Bildung von DNA und RNA verwenden. Diese DNA wird jedoch mutiert, da sie sich mit dieser neuen, falschen Form schneller repliziert als die DNA und RNA normaler Zellen desselben Körpers. Mit anderen Worten: Der Replikationsprozess sowohl der mutierten DNA als auch der RNA wird im Vergleich zur Replikationsrate der normalen DNA und RNA beschleunigt.

Wir bemerken diese Anomalie jedoch erst, wenn wir irgendwo im Weichteilgewebe des Körpers einen Knoten oder ein abnormales Wachstum aufgrund eines Tumors feststellen; denn 80 % der Krebsfälle treten in den Epithelmembranen von Organen auf. Genauer gesagt, in den apikalen Zellen dieser Epithelmembranen. Zum Beispiel in den Milchgängen der Brust, der Gebärmutter, den Samenblasen in der Nähe der Prostata, der Leber, der Bauchspeicheldrüse, der Lunge, dem Rachen oder in der Epidermis. Dies sind alles Weichteile, die aus apikalen Epithelzellen bestehen. Am häufigsten erkranken zum Beispiel Frauen an Krebs, weil die Gebärmutter betroffen ist, und an zweiter Stelle Männer, weil Krebs in den

Samenblasen in der Nähe der Prostata auftritt. Die Bewohner der nordischen Länder sind von Hautkrebs betroffen, weil sie in den Tropen einem Sonnenstich ausgesetzt sind und die ultravioletten Strahlen die apikalen Zellen der Epidermis angreifen.

Das Fehlen von Uracil in der RNA, dessen Funktion nun von Thymin übernommen wurde, führt zu Fehlern bei der Proteinsynthese durch Ribosomen außerhalb des Zellkerns, d. h. im Zytosol der Zelle. Dies geschieht, weil die Codes für die Proteinsynthese von den Chromosomen zu den Ribosomen bereits verändert sind und die Ribosomen nicht in der Lage sind, diese Synthesecodes zu lesen. Die Proteinsequenz wird also verändert, weil der in der Boten-RNA enthaltene Code nicht mit dem Code der Transfer-RNA übereinstimmt. Die Ribosomen werden also elektronisch demontiert und synthetisieren eine Art von Protein, das für normale menschliche Zellen nicht funktionell ist.

Wie sich herausstellt, vermehren sich diese nun mutierten Zellen schneller als gesunde Zellen, weil die Energiekraft, die die falsche DNA stabilisiert, geringer ist. Mit anderen Worten: Es wird die Zeit kommen, in der es mehr mutierte Zellen als normale Zellen gibt. Die Mitochondrien der Zellen sind in geringerem Maße betroffen, da sie sich besser an den hohen Säuregehalt in den Zellen anpassen können.

Erhöht sich jedoch der Säuregrad außerhalb der Zellen, d. h. im Blut, wird das Natriumurat vollständig in freie Harnsäure, insbesondere 3-Methyluronsäure, umgewandelt, und wir verlieren das Antioxidans Natriumurat und Vitamin C über Urin und Schweiß. Damit gerät der oxidative Stress außer Kontrolle, was zum Beispiel dazu führt, dass mehr Methionin aus tierischem Eiweiß in Homocystein umgewandelt wird.

Im normalen sauren Zustand ist der oxidative Stress für den Mechanismus der Hämolyse, d. h. den Abbau von roten Blutkörperchen, die ihre Transportfunktion nicht mehr erfüllen können, notwendig. Gleichzeitig tragen Antioxidantien dazu bei, dass gesunde rote Blutkörperchen ihre Funktion, abwechselnd Sauerstoff und Kohlendioxid zu transportieren, nicht vorzeitig verlieren.

Wenn Methionin in den Zellen in Homocystein umgewandelt wird, verdrängt Homocystein die Funktion der zelleigenen Antioxidantien. Auf diese Weise beginnt es, das System der Atmungsenzyme zu reduzieren, das, wie wir gesehen haben, in den Zellen wichtig ist, um den Säuregrad bei der Energieerzeugung in Form von Wärme ohne Sauerstoff in den Mitochondrien zu kontrollieren.

Energie ohne Sauerstoff wird in Stresssituationen benötigt. Wenn wir zum Beispiel Angst haben, hören wir auf zu atmen, und Cortisol lässt den Insulinspiegel sinken, damit mehr Glukose zur Verfügung steht, falls wir flüchten müssen. Der Prozess der Atmung ohne Sauerstoff durch Glykolyse ist bei Vögeln, Reptilien, Insekten und tauchenden Tieren wie Schildkröten, Robben und Pinguinen am weitesten entwickelt. Tauchende Tiere müssen zur Nahrungssuche ins Wasser tauchen, dann aber wieder an die Oberfläche kommen, um Sauerstoff aus der Luft zu atmen. Menschen sind jedoch keine Taucher; sie leben nur an der Erdoberfläche, wo sie Sauerstoff aus der Luft einatmen.

Wie wir bereits erläutert haben, ist es für Cytosin schwierig, tautomerisiert zu werden, da sein Ring vollständige Doppelbindungen aufweist. Die Cytosinbase verfügt also nicht über einen Alpha-Wasserstoff oder einen, der der Ketongruppe am Kohlenstoff Nummer 2 benachbart ist, um eine weitere Doppelbindung zwischen zwei Kohlenstoffatomen im Cytosinbasenring zu schließen.

Mit anderen Worten, das Wahrscheinlichste, was der Cytosinbase passieren kann, ist die Methylierung aufgrund der Schwächung durch den höheren Säuregrad der Aminogruppe, die an Kohlenstoff 4 des Cytosinbasenrings gebunden ist.

Der höhere Säuregrad ist, wie wir gesehen haben, das Ergebnis der Glykolyse oder der Fermentation von Glukose, d. h. des Prozesses der Zellatmung ohne Sauerstoff; denn auf diesem Weg der Glykolyse oder der Fermentation von Glukose entsteht in den Mitochondrien Milchsäure. Vor allem in den Muskelzellen, die mehr Energie produzieren müssen, weil sie in Bewegung sind; außerdem gibt es im Körper mehr Muskelzellen. Wenn diese Zellen nicht mit Sauerstoff versorgt werden, greifen die Mitochondrien auf die Produktion von kalorischer Energie durch Glykolyse zurück.

ABBILDUNG 11

UMWANDLUNG DER CYTOSIN-C-BASE IN DIE THYMIN-T-BASE DURCH METHYLIERUNG

Wird Cytosin hingegen sauer, wird Kohlenstoff 5 im Cytosinring positiv, d. h. elektrophil, und anfällig für den Angriff von freien Radikalen oder Nukleophilen, wie der Methylgruppe ($\cdot CH_3$). Diese ist eine elektronenspendende Gruppe. Diese Methylgruppe kann mit Kernen reagieren, d. h. mit Teilchen, die eine positive Ladung haben, wie die gebogenen Pfeile in Abbildung 11 zeigen.

Im Fall der Cytosinbase in Abbildung 11 greift das vom Methionin übrig gebliebene Methylradikal ($\cdot CH_3$) den Kohlenstoff 5 des Cytosinrings an und verwandelt ihn in ein Zwischenprodukt, das 5-Methylcytosin. Da die 5-Methylcytosin-Verbindung die Aminogruppe an Kohlenstoff 4 in Form von Ammoniak (NH_3) verliert, wird die von dieser Aminogruppe verlassene Stelle von einem Wassermolekül besetzt. Infolgedessen wird 5-Methylcytosin vollständig in die Base Thymin plus Ammoniak umgewandelt.

Bei hohem Säuregehalt wird das Ammoniak in das Ammonium-Ion umgewandelt, das als Salz zur Leber transportiert werden kann, wo es in Harnstoff umgewandelt und mit dem Urin ausgeschieden wird; so entsteht die erhöhte Urinmenge bei Diabetikern.

In ähnlicher Weise kann dies auch bei der Zwischenverbindung in Abbildung 12 geschehen, wenn die Uracilbase in ihre enolische Form umgewandelt wird. Denn bei der Umwandlung in die enolische Form wird der Kohlenstoff 5 der Uracilbase positiv, d. h. Uracil wird zu einer Lewis-Säure. Wenn Uracil in die enolische Form umgewandelt wird, ist es daher anfälliger für Angriffe durch freie Radikale wie die Methylgruppe, die an Kohlenstoff 5 des enolischen Uracils eingeführt wird. Wie bei der Cytosinbase wird also die Methylgruppe an diesem Kohlenstoff der enolischen Uracilbase eingebaut, und so wird die enolische Uracilbase durch Methylierung in die Thyminbase umgewandelt.

So wie bei der Methylierung der Cytosinbase Ammoniak als Rest zurückbleibt, muss in diesem Fall bei der Methylierung der enolischen Uracilbase ein Wasserstoffatom ($\frac{1}{2}H_2$) frei bleiben, das dann in ein Wasserstoffmolekül H_2 umgewandelt wird. Wie in Abbildung 12 dargestellt. Dies ist möglich, da wir wissen, dass molekularer Wasserstoff ein Reduktionsmittel ist, was mit dem reduzierenden Charakter von Homocystein in den Zellen vereinbar ist.

Das vielleicht wichtigste Ergebnis des hohen Säuregehalts im Zellkern ist, dass die Guanin- und Uracilbasen enolisch wurden, was dazu führte, dass die Cytosinbase zu Thymin wurde, wie in Abbildung 11 zu sehen ist.

Fleischfressende Tiere wie Hyänen, Löwen, Hunde, Tiger, Katzen usw. scheiden überschüssige Aminosäuren als Allantoin über den Urin anstelle von Harnstoff aus. Um diese Abfälle aus Harnsäure in Allantoin umzuwandeln, wird das Enzym Uratoxidase benötigt. Vegetarische Tiere, wie z. B. der Mensch, verfügen jedoch nicht über das Enzym Urat-Oxidase in ihrem Ausscheidungssystem; daher sollten Vegetarier kein Fleisch eines anderen Tieres essen.

Fische und andere Meerestiere scheiden ihre zellulären Abfälle in Form von Ammoniak aus. Dies liegt daran, dass Meerestiere ihre Abfälle im Allgemeinen hypotonisch ausscheiden, ohne das Harnsystem zu benutzen. Vögel und Reptilien hingegen haben kein Harnsystem, da Vögel fliegen müssen und Reptilien auf dem Boden kriechen. Daher wandeln Vögel und Reptilien ihre Abfälle in Harnsäure um und scheiden sie mit dem Kot aus. Der Verzehr von Geflügelfleisch ist also schädlicher, weil Geflügelfleisch mehr Harnsäure enthält.

Dieser Methylierungsprozess kann also durch die Demethylierung der Aminosäure Methionin erfolgen, die während des jahrelangen, wiederholten Verzehrs von tierischen Proteinen im Übermaß in die Zellen eingebaut wurde.

ABBILDUNG 12

**DURCH ÜBERSÄUERUNG WIRD DAS ENOYL-URACIL UE
DURCH METHYLIERUNG IN DIE THYMINBASE T UMGEW
ANDELT**

Mit dem Basenpaar Adenin=Thymin gibt es also kein Problem, denn es wird eine größere Menge an Thymin vorhanden sein. Mit diesem Überfluss an der Thyminbase werden die Bedingungen für die Bildung dieses Adenin=Thymin-Paares begünstigt, weil beide Basen resistenter gegen die Zunahme des Säuregrades im Zellkern sind. Dieses Basenpaar Adenin=Thymin wird weiterhin eine natürliche und normale Basenkopplung im Zellkern und insbesondere in den Chromosomen sein, wo die DNA repliziert wird.

Das Problem besteht darin, dass im Laufe des Methylierungsprozesses dem Zellkern, der an der DNA-Replikation beteiligt ist, irgendwann die Basen Cytosin und Uracil ausgehen. Dies würde die Zelle dazu zwingen, die Form der Kupplungen zwischen den Basen in der DNA durch die Chromosomen chemisch zu verändern.

Wenn die Uracil-Base enolisch wird, kann diese Base die Cytosin-Base in der DNA nicht ersetzen, da die Uracil-Base keine Wasserstoffbrückenbindungen bilden kann. Denn an der Stickstoffnummer 3 des enolischen Uracils befindet sich kein Wasserstoff mehr. Die einzige Base im Kern, die sich mit dem enolischen Guanin paaren kann, ist Thymin. Denn die Base Thymin hat einen Wasserstoff am Stickstoff 3. Es gibt jedoch keine andere Base im Zellkern mit denselben elektronischen Eigenschaften. Die einzige Base mit diesen Eigenschaften und Merkmalen ist die Thyminbase.

Die chemischen Bedingungen sind eingetreten, die eine Neuanpassung der elektronischen Kopplungen in der DNS bewirken, was die Funktion und die ursprüngliche Struktur dieser DNS beeinflussen wird; mit anderen Worten, die Zelle mutiert; und der Kern dieser Zelle, der jetzt anders ist, wird anders sein, weil die Chromosomen die Thyminbase als andere Base für die Kopplung mit der Guaninbase, die in enolischer Form vorliegt, verwenden würden. Es handelt sich um eine Kopplung, die normalerweise von der Cytosinbase mit der Guaninbase in ihrer ketonischen Form, aber nicht in ihrer enolischen Form eingenommen worden wäre; das macht deutlich, dass die Thyminbase nun mit ihrer Fülle teilnimmt, so dass die Chromosomen eine neue Art von DNA bilden; aber diese DNA, die die Chromosomen produzieren, wird im Vergleich zur normalen DNA verändert sein.

Wie gesagt, das Gleiche gilt für die RNAs, da die Uracil-Base fehlt, und diese fehlende Uracil-Base wird durch die Thymin-Base ersetzt, die normalerweise nicht an der Bildung von RNA beteiligt ist. Durch diesen Überschuss an Thyminbasen können also die Transfer-RNA und die Boten-RNA verändert werden, was sich auf andere Probleme im Zusammenhang mit der Sequenzierung der Aminosäuren beim Einbau in die Proteinketten auswirken kann. Wie wir bereits erklärt haben, führt die Veränderung eines Nukleotids zu einer Veränderung der Position einer Aminosäure in der Proteinkette; dies trägt zum Austausch einer Aminosäure gegen eine andere bei, aber die gebildete Proteinkette ist nicht die gleiche wie die, die gebildet werden sollte.

Kapitel 5

SYNTHESEFEHLER

Wenn es in den Zellen keine Tautomerie und Methylierung gibt, lautet das Triplett, das dem Ribosom mitteilt, wo es mit der Synthese der Proteinkette beginnen soll, d. h. das Initiierungstriplett, wie folgt: Uracil-Adenin-Cytosin (U-A-C) in der Transfer-RNA, das sich mit dem Adenin-Uracil-Guanin-Keton-Triplett (A-U-Gc) der Boten-RNA verbinden muss. Das Terminations-Triplett hingegen ist: Uracil-Adenin-Adenin (U-A-A) in der Boten-RNA, die keine Aminosäure in der Transfer-RNA hat; wenn dieses Triplett von der Boten-RNA kommt, zeigt es dem Ribosom an, dass dort nichts ankommt; das heißt, dieses Triplett zeigt dem Ribosom an, dass die Synthese der Proteinkette beendet ist.

Wenn im Zellkern kein Cytosin oder Uracil vorhanden ist, weil sie in die Thyminbase umgewandelt wurden, sind diese von der Boten-RNA eingebrachten Tripletts anders. Daher werden der Einbau und die Aminosäuresequenz im Protein falsch sein. Zum Beispiel wird das Initiationstriplett in Thymin-Adenin-Thymin (T-A-T) umgewandelt, während das Terminationstriplett Thymin-Adenin-Adenin (T-A-A) ist. Auf diese Weise findet das Ribosom nicht den Code, der ihm sagt, wo die Proteinsynthese beginnen und wie sie enden soll.

Von diesem Moment an entsteht sowohl im Zellkern als auch im Zytoplasma der Zelle ein Ungleichgewicht, das die gesamte Zellstruktur beeinträchtigt. Die Zelle wird entstellt und eine neue Art von Zelle mit krebsartigen Eigenschaften vermehrt sich.

Gesunde, nicht betroffene Nachbarzellen werden versuchen, die chemische Struktur ihres elektronischen Aufbaus und ihrer Funktionalität elektronisch neu zu justieren; und das sind die Zellen, die wir vor einem Anstieg des Säuregehalts schützen müssen, damit sie nicht von den mutierten Zellen überflügelt werden. Wenn wir rechtzeitig handeln, werden sich gesunde Zellen bilden, während die Krebszellen verschwinden.

Dies wird erst dann erreicht, wenn die gesunde Zelle ihren vorbestimmten Zustand der Säure-Basen-Konzentration wiederfindet, der ihr eine eindeutige Zuordnung zu den gesunden Zellen ermöglicht. In einem solchen Fall hängt es von dem Menschen ab, der in den Prozess der Tautomerie und Methylierung involviert ist, aber es ist nicht die Schuld unserer Zellen. Da wir selbst entscheiden, was wir essen und was nicht, um unsere Zellen zu ernähren, die nur aus elektronischer Materie bestehen, sind sich die Zellen ihrer Existenz nicht bewusst, d.h. die mutierten Zellen sind sich dieses genetischen Fehlers nicht bewusst und passen sich nur den Veränderungen an, die durch die elektronischen Ladungen chemischer Natur auferlegt werden.

Dies ist ein klares Beispiel dafür, warum die magnetische Masse des Geistes und die elektronische Materie des Körpers durch das physische Medium integriert sind, aber nicht zu einer einzigen genetischen Identität verschmelzen. Da sie also nicht integriert sind, können sich die beiden Entitäten trennen. Sagen wir, wenn die Veränderungen, die in der elektronischen Materie des Körpers stattfinden, ihren Höhepunkt erreichen. Dieser Höhepunkt ist die Alterung der Veränderungen, die physischer Natur sind. Zu diesem Zeitpunkt der Trennung kehrt die magnetische Masse des Geistes in ihre geistige Welt zurück, während die elektronische Materie des Körpers den Veränderungsprozess fortsetzt, ohne die magnetische Masse des Geistes zu benötigen.

Diese Veränderung der elektronischen Paarung bewirkt, dass sich die physische und elektronische Konfiguration der DNS verändert, was die physische Form der elektronischen Materie, d.h. der DNS, verändert, während dies die magnetische Energie des Geistes nicht beeinflusst. Die Masse des Geistes ist sich auch des Prozesses der Tautomerie und der Methylierung nicht bewusst.

Physikalisch gesehen ist das Genom durch Heterogenität und eine Anordnung von Basenpaaren in der DNS gekennzeichnet. Diese Anordnung der Basenpaare in der DNS ist jedoch nicht zufällig, sondern hängt von den sich bildenden elektronischen Eigenschaften ab. Dadurch erhält jede einzelne DNA ihr physikalisches Muster. Es ist daher zu erwarten, dass sich aus dieser Anordnung oder Abfolge der Basenpaare eine Kombinatorik ergibt, die in den Systemen des physischen Lebens wirklich unendlich ist.

Es sind die Basenpaare, die diese Kombinatorik ermöglichen, obwohl die Form dieser Paare in der DNS individuell die Form Guanin-Keto$\equiv$Cytosin, Adenin=Thymin und Thymin-Cytosin haben muss. Wenn jedoch die Eigenschaften dieser einzelnen Bindungen verändert werden, beeinflusst dies die Reihenfolge dieser Basenpaare in der endgültigen Struktur jeder DNA.

So gibt es z. B. reichlich Regionen mit Keton-Guanin-$\equiv$Cytosin-Dreifachbindungen, was möglicherweise das Ergebnis der stabileren Wasserstoffbrückenbindung ist, die sich zwischen dem zusätzlichen Thymin-Cytosin-Basenpaar bildet, wie z. B. Wasserstoffbrückenbindung Nummer 3 links in Abbildung 10.

Die stabile dreidimensionale Struktur der DNS wird abgeflacht, wenn das enolische Guanin-Thymin-Paar gebildet wird, weil sich zwischen dem Thymin-Thymin-Paar rechts in Abbildung 10 keine Wasserstoffbrückenbindung bilden kann.

Was die DNA stabil macht, ist, dass das Keton-Guanin sich mit Cytosin paart, so dass sich andere Bindungen zwischen den Basenpaaren bilden können, wie die Thymin-Cytosin-Bindung. Am logischsten ist es, wenn sich zwischen den beiden Basenpaaren die ketonische Guanin-Cytosin-Dreifachbindung und das Thymin-Cytosin-Einzelpaar bilden, was dem DNA-Molekül eine größere energetische Stabilität verleiht. Diese Dreifachpaare sind diejenigen, die die größte energetische Kraft zur Stabilisierung der normalen DNA beitragen. Aus diesem Grund ist der beobachtete durchschnittliche Gehalt an ketonischen Guanin-Cytosin-Dreifachbindungen um etwa 60 % höher als die theoretisch erwarteten 50 %.

Eine solche höhere Vielfalt an Dreifachbindungen in der Größenordnung von 60 % korreliert mit dem so genannten Genreichtum, was bedeutet, dass Gene die Neigung haben, sich in den Regionen zu konzentrieren, die reicher an den Kopplungen mit den ketonischen Guanin-Keto $\equiv$ cytosin-Dreifachbindungen sind. In diesem Fall kann dieser Reichtum an Dreifachbindungen, wie in Abbildung 10 zu sehen ist, durch die Wirkung von Säure-Basen-Veränderungen im Zellkern vermindert werden. Wie im speziellen Fall der Tautomerie, die die Bildung von Zytokin-Methylierung und enolischem Uracil beeinflusst.

Auf der linken Seite von Abbildung 10 ist zu erkennen, warum in der normalen DNA bevorzugt oder vermehrt Regionen mit den Dreifach-Wasserstoffbrückenpaaren Guanin-Keton-Cytosin und Thymin-Cytosin vorhanden sind. Denn in solchen helixförmigen DNA- und RNA-Molekülen besteht eine Wechselwirkung zwischen Elektronenwolken, die entsprechend den elektronischen Ladungen gekoppelt sind. Die chemische Stabilität ihrer dreidimensionalen Struktur hängt von der Anziehungskraft ab, mit der die einzelnen Moleküle oder Molekülgruppen zu dieser Neuordnung der elektronischen Ladung beitragen.

Die Dreifachbindungen sorgen dafür, dass sich das kettenförmige Molekül spiralförmig verdreht, wenn sich jedes Paar mit der Ribonukleotidkette verbindet. Die DNA-Kette verdreht sich also nach rechts; dies geschieht, wie bereits erwähnt, weil die an der Konfiguration der DNA beteiligten Zucker alle eine rechtshändige räumliche Konfiguration aufweisen. Im linken Strang von Abbildung 10 ist es also am wahrscheinlichsten, dass das Paar der doppelten Wasserstoffbrückenbindungen im Adenin=Thymin-Paar auftaucht, allerdings in umgekehrter Reihenfolge, was dann die kodierende Struktur dieses Gens ausmacht.

Diese Sequenz muss vervollständigt werden, damit die verschiedenen Gene gebildet werden können, da die Länge der DNA-Kette nicht unendlich sein kann. Die Bindungskräfte werden also geschwächt, was bedeutet, dass keine weiteren Paare in die DNA-Sequenz eingebaut werden können. Dies bestimmt das endgültige physikalische Muster jeder einzelnen DNA.

Auf der rechten Seite von Abbildung 10 finden wir dieselbe Situation, allerdings in umgekehrter Weise, da die Thyminbase im Guanin-Thymin-Enol-Basenpaar vorhanden ist, da es im Kern der mutierten Zelle kein Cytosin mehr gibt. In diesem Fall ist, wie in Abbildung 10 zu sehen ist, die Bildung dieser zweiten Wasserstoffbrücke zwischen den beiden Basenpaaren nicht mehr vorhanden. Die beiden Ketongruppen der Thyminbase stoßen sich auf der falschen Seite des DNA-

Strangs ab, wodurch die DNA an dieser Stelle aufbricht. Natürlich wird die Bindungskraft in diesem Fall schwächer, so dass in der Enolform die Bindungskräfte schwächer sind. Das Ergebnis ist, dass die Bindungsstärke der ketonischen Guanin-Keto $\equiv$ Cytosin-Dreifachbindung größer ist als die der enolischen Guanin-Thymin-Dreifachbindung.

Obwohl sich also eine Dreifachbindung zwischen den enolischen Guanin-Cytosin-Basen gebildet hat, handelt es sich um eine energetisch weniger stabile DNA, da sich die Thymin-Cytosin-Brücke nicht zwischen den beiden Basenpaaren gebildet hat.

Daher wird ihre Konfiguration energetisch weniger zur Bildung von reichlich vorhandenen Zonen für das Gen mit dem falschen Paar enolischer Guanin-$\equiv$Thyminbasen beitragen, da diese fehlerhafte DNA energetisch leichter zu synthetisieren ist. Allerdings würde sie mit ihrer Bindungsstärke an das DNA-Molekül weniger Stabilität bringen als das normal basenpaarende ketonische Guanin $\equiv$ Cytosin mit größerer Stärke.

Die DNS ist das, was jedem Organismus seinen physischen Bauplan verleiht; sie ist der ursprüngliche Bauplan, der im Kern jeder Zelle verankert ist; sie ist ein Code; daher wird eine Veränderung der DNS-Struktur den ursprünglichen physischen Bauplan verändern, mit dem jedes Lebewesen geboren wurde. Und das ist immer logisch, denn in der Chemie ist das entstehende Endprodukt immer das stabilste, auch wenn es energetisch am schwierigsten zu synthetisieren ist, denn was zählt, ist die elektronische Stabilität oder die niedrigste Energie, die im Endprodukt enthalten ist.

Die geringere Energie, die erforderlich ist, um eine schwächere Bindungskraft zu bilden, wird dazu beitragen, dass sich diese mutierte DNA schneller repliziert, aber letztendlich wird sie im Vergleich zur normalen DNA instabiler sein. Denn die Bindung zwischen den ketonischen Guanin-$\equiv$ Cytosinbasen verleiht der normalen DNA eine größere Stabilität als der Fall, der durch den Kopplungsfehler zwischen den enolischen Guanin-$\equiv$ Thyminbasen entsteht.

Sind diese Bedingungen für die Chromosomen, die falsche DNA zu synthetisieren, erfüllt, kann das Gen sowohl seine Sequenz als auch seine Replikationsgeschwindigkeit verlieren, da die Lebensdauer eines jeden Lebewesens von der Geschwindigkeit der Replikation abhängt. In diesem Fall wird eine Trägerzelle mit einem solchen Fehler aufgrund des mutierten Faktors anders sein. Daher wird eine Schwesterzelle, die aus dieser Zelle hervorgeht, in Zukunft ebenfalls denselben Fehler tragen, bis eine große Gruppe mutierter Zellen entstanden ist. Infolgedessen vermehren sich einige Zellen schneller als andere, was zur Bildung eines Klumpens oder eines Auswuchses mutierter Zellen führt, der in Form eines Tumors sichtbar wird.

Darüber hinaus gibt es noch andere Arten von genetischen Krankheiten, die das Auftreten dieser Unstimmigkeiten im Archetyp beeinflussen, der von dem von diesem genetischen Fehler betroffenen Menschen vererbt wird.

Die geringere energetische Kraft, die zur Bildung der enolischen Guanin-Thymin-Dreifachbindung erforderlich ist, wird die Synthese dieser fehlerhaften DNS erleichtern, wie wir bereits sagten; so dass das Vorhandensein von Uracil in der RNS, aber nicht in der DNS, ein chemischer Kontrollmechanismus sein kann, der den Zellen zur Verfügung steht, um die Geschwindigkeit der Proteinherstellung zu beschleunigen, aber gleichzeitig die Geschwindigkeit zu verlangsamen, mit der jede DNS repliziert wird. Mit anderen Worten: Diese Ordnung bestimmt die Geschwindigkeit, mit der sich die

DNA in den Chromosomen des Zellkerns jedes Lebewesens repliziert. Sie bestimmt das Tempo des Lebens.

Vielleicht ist dies der Grund dafür, dass die mutierten Zellen aufgrund der geringeren Energie, die in die Bildung der mutierten DNA investiert wird, die Geschwindigkeit ihrer Replikation chemisch beschleunigen, wie man am beschleunigten Wachstum von Krebs sehen kann.

Diese Zeitverzögerung macht aus chemischer oder energetischer Sicht Sinn, wobei der Einflussfaktor der sich verändernde Charakter der elektronischen Materie ist. Die magnetische Masse des Geistes hingegen wird in keiner Weise verändert, weil der Geist eine stabile Form der magnetischen Masse ist, die unabhängig von der elektronischen Materie des physischen Körpers ist.

Diese Veränderungen, die der DNS des physischen Körpers auferlegt werden, sind tolerierbar, solange die Anzahl der mutierten Zellen nicht die Anzahl der gesunden Zellen übersteigt. Damit der gesamte Organismus nicht dauerhaft zusammenbricht. Wie sich herausstellt, wird der Zellkörper diesem beschleunigten Wachstum der mutierten Zellen nicht lange standhalten können, weil diese aus chemischer Sicht logische Funktionalität nicht den gleichen Bedingungen entspricht wie der Mensch, der ursprünglich entstanden ist.

Der verzerrte Prozess kann umgekehrt werden, aber nur, wenn die Person erkennt, dass das Krebsproblem chemischer Natur ist, und wenn sie ihre Ernährungsstrategie rechtzeitig ändern kann. In diesem Fall wird die magnetische Masse des Geistes nicht von der elektronischen Materie des Körpers getrennt, sondern der Geist wird durch diese Erkenntnis gestärkt, die das einzige ist, was er mitnehmen kann, wenn es Zeit ist, in seine geistige Welt zurückzukehren. Das heißt, nur das Wissen um seinen chemischen Prozess wird die magnetische Masse des Geistes erhöhen.

Der Geist kann nichts, was elektronische Materie enthält, in seine geistige Welt mitnehmen; denn der Geist besteht nur aus magnetischer Masse ohne jegliche elektronische Materie. Es hat also keinen Sinn, auf der Erde materiellen Reichtum anzuhäufen, sondern einen Reichtum an Wissen.

Solche Veränderungen können vom ursprünglichen Genom der Keimzellen nicht toleriert werden, so dass die von dem Individuum, das sie verändert hat, erworbenen Veränderungen an seine Nachkommen weitergegeben werden. Dies erklärt in gewisser Weise, warum einige dieser Anpassungen oder Mutationen ständig auftreten und warum sich das Aussehen der Lebewesen zum Besseren verändert. Aber diese Veränderungen müssen bei den Menschen größer sein, denn wir beobachten, dass es innerhalb ein und derselben Rasse viele Formen von Menschen gibt.

Aus diesem Grund gibt es derzeit etwa 4.000 Krankheiten, die auf diese ständigen genetischen Veränderungen zurückzuführen sind. Die häufigste davon ist die Mukoviszidose. Über den Zusammenhang mit der Vererbung von Krebs weiß man jedoch nur sehr wenig, sondern nur über moderate Veränderungen, die sich in den Generationen, die sie vererben, manifestieren.

Krebs ist jedoch nicht vererbbar. Dass Krebs nicht vererbbar ist, zeigt Dr. Paul Liechtenstein von der Abteilung für medizinische Epidemiologie am Karolinska-Institut. Eine medizinische Universitätseinrichtung in Schweden.

Dr. Liechtenstein analysierte die klinischen Fälle von 44 788 homozygoten Zwillingen, d. h. von Personen, die eine identische genetische Konfiguration aufweisen. Für die Datenanalyse wurden Fälle aus Krankenakten von an Krebs verstorbenen Zwillingen aus schwedischen, dänischen und finnischen Sterberegistern untersucht, um die statistische Häufigkeit von bösartigen Tumoren in 28 verschiedenen Körperteilen zu ermitteln. In jedem der Register wurden die Krankengeschichten von Zwillingen analysiert, die zwischen 1886 und 1958 geboren wurden. Allein zwischen 1926 und 1958 war mehr als die Hälfte der Zwillinge an einer Form von Krebs gestorben.

Die Analyse hätte zu dem Schluss führen müssen, dass der andere Zwilling des an Magen-, Darm-, Lungen-, Brust- oder Prostatakrebs usw. erkrankten Bruders oder der Schwester aufgrund der genetischen Ähnlichkeit das gleiche Risiko hatte, an der gleichen Krankheit zu leiden. Das Ergebnis war jedoch, dass die genetischen Faktoren nur wenig Aufschluss über die Wahrscheinlichkeit geben, dass beide Zwillinge an derselben Krebsart erkranken werden.

Es ist die chemische Umgebung in den Zellen, die eine entscheidende Rolle bei der Wahrscheinlichkeit spielt, dass ein Zwilling diese Anomalie hat, denn ob die Zwillinge Krebs bekommen oder nicht, hängt von ihrer Ernährungsweise ab. Denn die Art und Weise, wie wir uns ernähren, führt zu einer Veränderung des Säure-Basen-Gleichgewichts innerhalb und außerhalb der Zellen.

Weiter mit der Methylierung. Im Dezember 2007 wies Rudolf Jaenisch, ein Mitglied der britischen Forschungsgruppe Whitehead Laboratory, nach, dass es einen Zusammenhang zwischen dem Phänomen der Methylierung und der Entwicklung von Dickdarmtumoren bei Mäusen gibt. Für sie ist Methylierung die Anhäufung von überschüssigen Methylgruppen in bestimmten Teilen der DNA. Daraus konnten sie ableiten, dass die Methylierung die Deaktivierung des Gens bewirkt, das die korrekte Funktion der DNA überwacht, oder dass es sich um das Gen handelt, das die Aufgabe hat, einen möglicherweise beginnenden genetischen Fehler zu reparieren oder rückgängig zu machen, und infolgedessen die Bildung von kleinen Polypen begünstigt. Es wurde auch festgestellt, dass Methylierung die Häufigkeit von Darmtumoren bei Mäusen um 60 bis 100 % erhöht und im Durchschnitt das Wachstum von mikroskopisch kleinen Tumoren deutlich steigert.

Die DNA-Methylierung wurde mit der Entwicklung von Krebstumoren beim Menschen in Verbindung gebracht, da es sich um eine Art chemische Veränderung der DNA handelt, die vererbt werden kann, sofern die Veränderung tolerierbar ist.

Dies würde erklären, warum Krebs bei Kindern auftritt, die in jungen Jahren nicht genug Fleisch gegessen haben. In diesem Fall wurde die Methylierung jedoch von der Mutter vererbt. Da es sich um eine Mutation handelt, die während der Trächtigkeit des Diploiden vererbt wurde, wird es schwieriger sein, sie chemisch rückgängig zu machen, da sie Teil des gesamten genetischen Konglomerats des Kindes ist. Diese veränderten Gene funktionieren nach chemischer Logik, sind aber biologisch disloziert.

Normalerweise könnte der genetische Fehler bei einem gesund geborenen Menschen ohne nennenswerte Veränderungen der ursprünglichen DNA-Sequenz repariert werden. Dazu ist jedoch ein Eingriff in die natürliche chemische Umgebung der Zelle erforderlich. Zu dieser Entlastung kann man beitragen, indem man zu einer vegetarischen Lebensweise zurückkehrt, d.h. pflanzliche Nahrungsmittel zu sich nimmt, die für das zelluläre Gerüst des Menschen geeignet sind.

Das Zellsystem könnte so die Möglichkeit erhalten, zu seinem normalen Säuregrad oder pH-Wert zurückzukehren. Mit anderen Worten, dieser Prozess der Umkehrung der Methylierung und der Tautomerie würde dazu führen, dass das Fortschreiten der Krebserkrankung von selbst chemisch unterbrochen wird, da die Zellen über die Mechanismen und das eigene Handeln verfügen, um diese Anomalien, die wir durch unser eigenes Verschulden herbeigeführt haben, selbst zu korrigieren.

Und wie? Indem man den Konsum von Zucker in Form von Saccharose, Milchprodukten, oxalsäurereichem Gemüse und kohlensäurehaltigen Getränken einschränkt, da das Enzym Kohlensäureanhydrase das in kohlensäurehaltigen Getränken enthaltene Kohlendioxid in Kohlensäure umwandelt. Verzichten Sie auf jeden Fall auf den Verzehr von Fleisch jeglicher Art, bis das beschleunigte Wachstum der mutierten Zellen gestoppt werden kann. Wenn Sie weiterhin Fleischfresser bleiben wollen, werden die gleichen Krebserkrankungen zwangsläufig wieder auftreten.

Dieser Effekt der gesunden Ernährung ist es also, der einen normalen Prozess durch den Mechanismus der genetischen Veränderung reguliert, denn er erfordert auch eine adaptive Aktivität bestimmter Gene in diesen vererbten Regionen des Genoms, je nachdem, was die Zellen zu einem bestimmten Zeitpunkt ausdrücken oder tun müssen.

Da alle Zellen, aus denen ein Organismus besteht, eine identische Basenkonfiguration in der DNS besitzen, ist die verdeckte Sequenz dieser DNS ein Schlüsselelement für die Identität, die von der zukünftigen Zelle geerbt wird.

Dieser Prozess, d. h. das Vorhandensein verschiedener Zelltypen mit unterschiedlichen Aktivitäten, wird als Zelldifferenzierung bezeichnet, da alle diese Zellen aus einem Diploid hervorgegangen sind. Dies wäre eine logische und notwendige Vielzahl von Mutationen aus Stammzellen, solange die Basen in der DNA nicht vertauscht werden, da nur die Reihenfolge der Gene verändert werden muss, um andere Lebensformen oder eine große Vielfalt an unterschiedlichen Zellen im Körper eines Menschen hervorzubringen.

Außerdem ist die Mutation ein natürlicher und notwendiger Grund für die Verbesserung und Vervollkommnung einer jeden Rasse. Zum Beispiel werden jeden Tag schönere Frauen und intelligentere Kinder geboren. Die Eigenschaften für das Verhalten eines jeden Wesens sind in seinem magnetischen Gedächtnis gespeichert. Aber vom physischen Standpunkt aus gesehen, werden dies die fähigsten Männer und Frauen sein, die zur physischen Verbesserung ihrer Rasse beitragen.

Das physische Verhalten unterscheidet sich vom psychologischen Verhalten. Psychologisches Verhalten ist eine Aktivität, die ihren Ursprung in der magnetischen Masse hat. Dieses psychologische Verhalten ist ein Instinkt von Insekten wie Ameisen und Bienen oder Tieren, die miteinander konkurrieren, und nur die Weibchen und Männchen, die eine höhere energetische Kraft und damit eine höhere genetische und psychologische Kapazität für die Verbesserung ihrer Rasse haben, werden übrig bleiben.

Das bedeutet, dass eine Zelle, wenn sie sich teilt, in der Lage sein wird, die Verbesserung oder Aktualisierung ihres physischen Musters an ihre Nachkommen weiterzugeben. Aber das ursprüngliche Verhalten des Geistes ist in der magnetischen Masse verkörpert. Daher kann diese Eigenschaft nicht verschwinden, wenn der Geist vom physischen Körper getrennt wird, denn die beiden Energiearten können nicht getrennt werden. Sie verschwinden nicht auf die gleiche Weise wie Tautomerie und Methylierung, denn Tautomerie und Methylierung sind Eigenschaften, die zur elektronischen Materie des physischen Körpers gehören.

Die natürliche Methylierung, die Eigenschaften und das sequenzielle Muster müssen in der Harmonie und im genetischen Gedächtnis der physischen Materie des Lebewesens erhalten bleiben, denn die magnetische Masse des Geistes ist die Energie, die der physischen elektronischen Materie eine Lebensform verleiht. Daher muss in der physischen Welt die Information in der neuen Zelle, die gebildet werden soll, erhalten bleiben. Wenn zum Beispiel die neue Zelle, die entsteht, zum Herzen gehört, müssen die Zellen, die sich bilden, die Funktion ihrer Vorläufer beibehalten, um die gleichen Anweisungen zu erben, wie sie sich zusammenziehen und ausdehnen, um die Arbeit des Blutausstoßes fortzusetzen.

Wird die Zelle jedoch durch Tautomerie und Methylierung verändert, gehen die Funktionsmerkmale der elektronischen Materie des physischen Körpers verloren, und die neu entstehende Zelle ist nicht mehr in der Lage, die gleiche Funktion wie ihr Vorfahre zu erfüllen. Die korrekte Abfolge der Basen Guanin-Keto, Cytosin, Thymin und Adenin in der DNA der Zelle ermöglicht die fehlerfreie Replikation dieser Basen, aber sie müssen auch die Anweisungen tragen, die in der neu entstehenden Zelle erscheinen müssen.

In den Zellen sind es, wie bereits erwähnt, die Ribosomen, die die Aufgabe der Proteinsynthese übernehmen, und ähnlich wie beim Lesen eines Textes mit Rechtschreibfehlern muss das Ribosom diese Sequenz richtig erkennen und analysieren, um zu versuchen, die Wahrscheinlichkeit eines Fehlers zu minimieren, der zu einem falschen Ergebnis der Verwirrung und Funktion in Bezug auf die entsprechenden von gesunden Zellen produzierten Proteine führen könnte. Dieser Prozess der Ribosomen- und Zellkernfunktion hängt vom

Säuregrad in der Zelle ab, genauer gesagt im Zellkern. Es ist erwähnenswert, dass der Golgi-Apparat die Organelle ist, die die Funktionalität der von den Ribosomen produzierten Proteine überprüft.

Sagen wir, das war eine sehr sorgfältige Analyse, um zu wissen, wie unsere Zellen funktionieren und welche Art von Energie sie funktionieren lässt, um allen Lebewesen Mobilität zu geben; das heißt, damit elektronische Materie in andere Formen elektronischer Materie umgewandelt werden kann und von der magnetischen Masse des Geistes genutzt werden kann, um jedem Wesen in dieser physischen Station der Erde die Form des Lebens zu geben.

Unsere einzige Absicht mit dieser Buchreihe ist es, zu erklären, wie das Universum entstanden ist; und dass das Universum der Schöpfer der Energie und all dessen ist, was im Universum existiert, mit dem Ziel, dass die Menschheit ihre Denk- und Handlungsweise ändert; denn aufgrund des fehlenden Wissens über ihren Ursprung zerstört der Mensch sich selbst, den Wald und alle Tiere, die vielleicht keine Ahnung von ihrer Existenz haben, aber Gefühle haben. Denn es ist dringend notwendig, rechtzeitig zu handeln, um die Tiere und den Planeten Erde vor dem Zerfall des Lebens zu retten.

ZUM WERK DES AUTORS

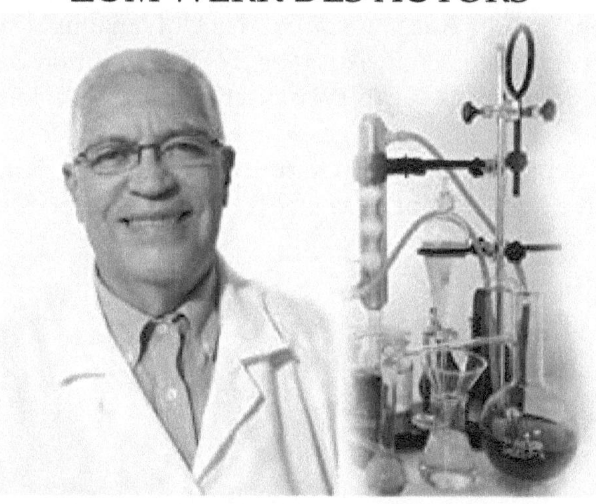

Abschluss an der Fakultät für Chemie, Fakultät für Naturwissenschaften, Universidad Central de Venezuela, mit einem Diplom in Chemischer Technologie. Postgraduiertenstudium in Lebensmittelwissenschaft und -technologie. Spezialisierung auf die Chemie von Naturprodukten und die Chemie von Krankheiten. Designer für chemische Prozesse. Bücher, die Sie auf Amazon.com® finden können. Diese Bücher müssen überarbeitet werden, wenn wir klären, wie das Universum entstanden ist: "Die Chemie des Krebses". Die Chemie des Diabetes". "Der Herzinfarkt". "Alzheimer". "Die Chemie der Arthritis". "Die Chemie des Denkens". "Die Chemie des Geistes". "Wie das Universum entstanden ist". "Die Expensalisten". "Warum Sie kein Fleisch essen sollten". "Die Mikrowelt". "Existiert Gott wirklich?". "Einspruch gegen Albert Einsteins Relativitätstheorie". "Die Zukunft vorhersagen". "Der Irrtum der großen Wissenschaftler". "Leben auf der Sonne". "Das Universum vor der Zeit Null". "Die Energie des Geistes". "Der Ursprung des Krebses". "Die Welt der Zellen". "Die Chemie der Krankheit". "Das Teilchen, das das Universum erschuf". Die Chemie des Krebses, siebte Auflage. Die Chemie des Diabetes, sechste Auflage; Die Chemie des Herzinfarkts, vierte Auflage; "Die Chemie des Gedächtnisses"; Die Chemie der Arthritis, dritte Auflage. "Die schöpferische Kraft des Geistes. Das Teilchen, aus dem das Universum entstand, dritte Auflage. "Die anfängliche Masse des Universums". "Sie sollten kein Fleisch essen". "Der Ursprung des Körpers und des Geistes". "Das Universum anbeten". "Zucker als Feind in der Küche". "Zeitreise". Die

Chemie des Diabetes, Ausgabe 7. Die Chemie des Herzinfarkts, Ausgabe 5. Das Gedächtnis des Geistes, Ausgabe 1, Die Chemie der Arthritis, Ausgabe 5. "Der Ausgangspunkt des Universums" Das Teilchen,
das das Universum erschuf, Ausgabe 5 "Die Evolution des Geistes".
"Das Leben des Geistes". "Die Wissenschaft neu schreiben". "Der Be-
ginn des Universums". "Geistiges Wachstum". "Die Verbindung des
Geistes mit dem Körper". "Der Ursprung des Lebens". "Das Teilchen,
das das Universum erschuf, Ausgabe 8". "Den Tod gibt es nicht".